心と体のあらゆる不具合を
最先端医学でみるみる解決

ドクターハッシー流
すぐ 元気MAX になれる
Dr. Hassie will make the world smile!
61の科学的法則

内科医 橋本将吉

KADOKAWA

はじめに

どーも、医者です。ドクターハッシーと申します。僕は現在、おもに3つの活動をしています。

1つは内科医としての仕事。高齢者向け内科クリニックの院長として、日々患者さんの診療にあたっています。

2つ目は、将来の日本の医療を担う大切な医師を育てる環境づくりのため、医学生の個別指導塾「医学生道場」を全国に展開しています。

そして3つ目が、医者YouTuberとしての活動。誰でも楽しく、正しい医学を学べるよう、予防医学や健康情報をわかりやすく解説した動画を配信中です。

僕が医者を志したきっかけは、中学時代に好きだった女の子の言葉。告白したら「医学部に受かったらあなたとつきあってあげる」と言われ、医学部受験を決意。高校3年間、全力で勉強するも大学受験に失敗し、1浪の末、医学部に合格しました。

晴れて医学生となった僕は、「毎朝自分を叩き起こすバイトを入れよう」と早朝の清掃アルバイトを開始。やりたいことにどんどん手を出していった結果、ラグビー部をはじめ部活を7つ掛け持ちすることに。バイトも医学生時代に合計15種類ほど経験しました。

しかも入学早々、医学大好き人間な友人たちの影響で「ヤ

バい、医学おもしろいかも」と医学の勉強にのめりこんで
いくことに。

　年中無休で毎朝6時に起きて清掃バイトへ行き、大学に
は常に朝一番乗り。好きなだけ医学の勉強ができたおかげ
で大学生活は充実していて、バイトも部活も死ぬほど楽し
くやっていました。

　やりたいことが多過ぎて、1分1秒が惜しい。毎晩、疲
れ果てて深夜2時頃にバタッと倒れるように寝て、朝6時
には起きなくちゃいけない。睡眠時間が4時間程度しかな
い中、体育会系の部活も勉強もバイトもがっつり続けてい
くには、とにかく**体調をよくしておかないと体が動かない**、
という医学生時代でした。

　医師免許を取得した医者の卵たちは2年間、研修医とし
て病院で実地の研修を受けます。僕が研修先に選んだのは、
北海道の病院。
「地域医療の現実を体験し、救急医療も含めて幅広い経験
を積みたい」と武者修行のような気持ちで北海道に飛びま
したが、**ここでの生活も超ハード**でした。

　当直が月8回あり、当直の日は夜中の救急外来などに対
応してあまり眠れないまま、朝7時半から約1時間のカン
ファレンス（会議）。

　そのまま朝9時から通常勤務に入り、その夜も当直。翌
朝のカンファレンスが終われば帰宅、という感じで丸2日

間病院に詰めっぱなしになることもしばしばでした。

　研修を終えたあと、東京に戻って訪問診療に携わりましたが、この時期はまた違う意味でハードでした。1日に2～3カ所、老人ホームを訪問して入居者の診療を行うのですが、日中も夜間も担当施設の介護士さんや看護師さんから相談や報告の電話がバンバンかかってくる。

　診療は終わらない、電話は止まらない……という訪問診療医をやりながら、医学生時代に立ち上げた教育事業を本格的に再始動しました。

　その後は、教育事業と並行しながら非常勤で総合病院の内科を経験し、現在に至ります。

　最初はブログで情報発信をしていましたが、動画のほうがみんなに楽しく気軽に笑いながら観てもらえて、医学のおもしろさがもっと伝わるだろうと思い、YouTubeへの投稿をスタートしました。

　本書は、むちゃくちゃハードな日々を乗り越えてきた自身の経験とこれまでの臨床経験、種々の医学論文やエビデンスを精査した医学マニアとしての知識を総動員して「**最高に元気になる」ための方法を考察**した本です。

　では、「医学的に『元気がある／ない』とはどんな状態をいうの？」と問われると、その定義はなかなか難しい。

　東洋医学には定義があるかもしれませんが、少なくとも

西洋医学にはないのです。なんか体がだるい、全身倦怠感という症状名が当てはまるかな？　というくらいです。

その人に何も病気がなければ元気いっぱいとは限りませんし、体のどこにも病気や異常がなくても元気がないこともある。「元気」とは、**本人が感じる実感**が大きいのです。「疲れてるな……」という実感、「バリバリ調子いいぜ！」という実感です。

では、どんなときに元気いっぱいという実感を得られるのか。そのキーワードの1つが**「熟睡感」**です。昨晩ぐっすり眠れた。疲れが残っていない。体が軽くて気分も爽快。……この感覚って、まさに**「元気がある」状態**です。

俗に「快食・快眠・快便が体調のバロメーター」といわれるとおり、おいしく食事ができること、出るべきものがスッキリ出ること、つまり**胃腸の調子がよいことも、「いい体調」には欠かせない条件**でしょう。

加えて、メンタルの状態も重要。いくら体の調子がよくても、メンタルがズタズタで気分がダダ下がりだったら、元気があるとは言えません。

元気MAXとはどんな状態か。ゲームにたとえると、わかりやすいと思います。

ゲームでは、キャラクターの「ＨＰ（体力）」と「ＭＰ（魔力）」が常に表示され、敵の攻撃などでＨＰやＭＰが削ら

れていくとキャラは弱っていきます。

　僕たち人間でいえばＨＰは体力、ＭＰは精神力に相当し、ＨＰとＭＰが限りなく 100 に近い状態が、最高の体調と言えるのではないかと思います。

　肉体的にハードな運動や作業をしても全然余裕でこなせる体力と、やる気と元気が満ちあふれていて、嫌な奴に嫌なことを言われても笑って余裕でかわせる精神力。

　心と体のエネルギーがあり余っている状態が、元気MAXと言えるでしょう。

　では、どうすれば元気MAXの状態を実現できるのか。本書では５つの角度から、その方法を探っていきます。

　第１章では、病気に負けない強い体をつくり、基礎体力を強化して、ＨＰを上げていくための運動や生活習慣について考えます。

　第２章では、ひと晩でＨＰとＭＰを全回復できるような質のよい睡眠をとるための基礎知識と生活の工夫を紹介。

　第３章では、肉体的・精神的な体調にも大きな影響を及ぼすストレスへの対処法を解説します。

　第４章では、体の生命維持機能をコントロールし、体調を大きく左右する自律神経のバランスを整える方法を探っていきます。

　第５章では、良好な体調と健康を維持するために食事面で気をつけたいことを紹介します。

はじめに

　本書の執筆にあたっては、確かな情報を提供したいと考え、国内外のさまざまな研究機関による医学論文やレポートを参考にしました。

　それらはアメリカのスタンフォード大学やコロンビア大学、NASA（アメリカ航空宇宙局）の研究をはじめ、ヨーロッパやアジアの有名大学で行われた研究、そして日本の国立がん研究センターなどが中心となって進めている長期間・大規模研究などなど、最新の医学的知見とも言えるエビデンス（医学的根拠）です。

　世界中の大学や研究機関では現在、「病気を予防し、健康で長生きするために役立つ健康習慣とは何か」をテーマにさまざまな調査や研究が行われています。

　その中から「元気MAX」の実現にプラスになりそうな事柄をピックアップして、普段の生活で実践しやすい具体的な方法へと落とし込みました。

　体調についていろいろなことを調べ、考えていく中で僕が気づいたのは、元気がある状態とは、**自分の体の調子やメンタルの状態だけではなく、人間関係や生き方の問題まで関わっている**ということ。

「元気MAX」とは、「自分のやりたいことを楽しくやりながら、大好きな人たちと笑って元気に過ごせること」だと思っています。

ということは、元気MAXを追求することは、幸せな人生を送ることにつながります。

　また、第1章に入る前に、「免疫力とは何か」について少しふれておきたいと思います。

　免疫力を一言でいうと**「ばい菌が入ってきても（自分が）生き残るための力」**のこと。そこには、いろんな要素が含まれています。

　ウイルスや細菌などの外敵の侵入を防ぐ防護力や、体の外から入ってきたものが敵か無害なものかを素早く正確に見極める力、外敵を攻撃する力、外敵との闘いに耐え抜く体力などなど。

　外敵との闘いは長いときには1週間以上、新型コロナウイルス感染症の場合は2週間以上に及ぶこともあります。その闘いは自分の体の中で起きているわけですから、**敵に打ち勝つには基礎体力も含めた総合的な体力も必要**になります。

　免疫力という言葉は、実は医学用語ではなく、一般向けにわかりやすいようにマスコミなどが作った言葉です。便利な言葉なので本書でも使用しますが、免疫力が強いか弱いかを医学的に確かめることは困難です。

　なぜなら免疫力は、外敵が侵入してきたときに初めて発揮される力だから。

　医学論文などでは、**だ液に含まれるＩｇＡ抗体の量など**

を調べたりする方法がよくとられていますが、これらも免疫力の一部を示したものに過ぎません。

　よく、白血球の数を調べればいいじゃないかといわれますが、白血球は、外敵の見張り番や攻撃の司令塔を務める単球（マクロファージ、樹状細胞）、敵を攻撃するリンパ球（Ｔ細胞、Ｂ細胞、ナチュラルキラー細胞など）、殺菌作用のある成分を細胞内に持つ顆粒球（好中球など）からなり立っています。

　免疫で重要な役目を果たしていますが、白血球の数だけで免疫力の強弱は判断できません。

　同様にＩｇＡ抗体は、細菌やウイルスなどの病原体が体内に侵入したとき、その毒素を無害化して感染を阻止するために働きますが、これも免疫力の全体を示す指標ではありません。

　免疫力もゲームにたとえてみましょう。ポケモンなどのバトルゲームでは、次々と新しい敵に遭遇し、その敵を倒すことでレベルアップして、強くなっていきます。

　免疫も同じで、外敵を倒す経験を重ねることによって強くなっていく。

　その攻撃力（免疫力）は、自分が持っている武器の性能だけでなく、その武器を使いこなす能力や、そのときの自分の肉体的・精神的な総合体力によっても変わってくる。そんなイメージで免疫力を捉えると、わかりやすいでしょ

う。

　本書では、僕の経験と医学マニアとしての知識を総動員して、体調を崩す可能性は限りなくゼロに近い、安全な方法を吟味して紹介していますが、**それでも人によって合う合わないはある**と思います。

　自分の心と体の声に耳を傾けながら試していただければ幸いです。

contents 目次

はじめに 002

第1章 免疫力を下げず、病気を撃退する

1 高強度・長時間の運動は逆に免疫力が下がる 020

2 体力をアップさせるなら呼吸のトレーニング! 024

3 太極拳は、ストレスや不安をもっとも取り除く!? 028

4 筋トレは老化も免疫力の低下も防ぐ 030

5 休日に動きまくるとメタボリスクが激減する 035

6 3日坊主はもう卒業! 100%継続できる極意 037

7 運動効率を爆上げするには音楽を聴きながら! 041

8 ブルーライトの浴びすぎは脳を損傷し老化を早める!? 043

9 日光を浴びまくると骨がめきめき強くなる 046

10 腰痛改善は男性なら柔軟、女性は下半身の筋トレ! 050

11 人の目や数字を意識して肥満を回避せよ 054

第**2**章 疲れを取り去り、睡眠の質を向上させる

12 50万円投資してわかった、ジャストな寝具の選び方 058

13 1時間以上の長い昼寝は死亡リスクが30%上昇 064

14 ハイスピードで仕事をこなすパワーナップのすすめ 067

15 死亡リスクが激減! 7時間睡眠がベストなワケ 071

16 不眠症は超危険!? 睡眠の質が悪いと早死にする 075

17 睡眠の質をみるみる上げる5大ルール　079

18 睡眠は、運動した自分へのご褒美である　083

19 就寝6時間前の行動が熟睡感をアップさせる　086

20 目薬の使い過ぎ&眼球マッサージはNG　089

21 スマホを使う時間を「見える化」し体を守れ　092

22 夕方以降のカフェイン摂取は不眠を加速させる　094

第3章 ストレスから解放され、活力がみなぎる

23 負荷が桁違い!　2種類のストレス　098

24 人間関係の悩みを今すぐ消す　100

25 ストレスが激減する口癖の魔法　103

26 気分転換には、脳と五感を刺激せよ　107

27 問題を処理しまくると必然的にストレスに強くなる　111

28 正しい休息の第一歩は
ストレスの元から離脱すること　114

29 親友がいることで、ストレス値は激変する　117

30 モチベーションを維持する動物脳の切り替え方　120

31 ハッシー流の究極のマインドフルネス　124

32 芸術活動を積極的に行うと長生きする　127

33 花を見るだけでストレスホルモンが減少　129

34 認知機能の改善なら、ドラムを演奏してみよう　132

35 騒音は糖尿病や高血圧、疲労の蓄積に直結する　134

36 自然たっぷりの住環境は
心疾患のリスクが低下する　137

37 マッサージだけでリラックス効果は得られる　141

38 テレビやSNSがメンタルを破壊する　144

第4章 乱れがちな自律神経を整える

39 自律神経を正しく理解し、行動を見直す　148

40 自信をつけるためのメンタルマネジメント　151

41 モチベーションを上げるスケジュール管理のコツ　154

42 大声を出すと脳が活性化する!　158

43 ポジティブワードの口癖で自己肯定感アップ　160

44 感情表現で自己肯定感を上げる　163

45 頭の中をリセット!　トイレ瞑想のすすめ　166

46 自分だけの〝サードプレイス〟を作る　168

47 ストレスが少ない!?　マイペース最強説　170

48 笑うだけで体のあらゆる不具合が改善する　172

49 たくさん噛むことが長寿への第一歩　174

50 読書でストレス値が68％も減少する　**176**

51 温泉に入ると睡眠、うつの
改善に加え自律神経も整う　**179**

第5章 万病を予防する食事

52 体温を高く保つと代謝もぐんぐん上がる　**184**

53 朝食にバナナと納豆がスタートダッシュをつくる　**188**

54 食事をとる時間を決めれば疲れにくくなる　**192**

55 夜はキッチンと冷蔵庫周りを
立ち入り禁止区域に指定せよ!　**196**

56 おなかの不調を招くやばい組み合わせ　**199**

57 肥満や生活習慣病を招く危険な飲み物　**202**

58 医者が食べない市販の食品とは？ 205

59 尿が透明になるまで水を
摂取すると病気になりにくい 207

60 少量のアルコールこそ長生きの秘訣 209

61 元気な体をつくるなら日本食、魚介類、緑茶! 212

おわりに 215

本書で紹介した内容は、一定の効果があると著者が判断したものですが、その結果には個人差があります。自身の体質などを考慮して本書を活用してください。

また、現在通院・治療を行っている方、持病をお持ちの方は、かかりつけ医に相談のうえ、実行可能なものから試してください。

STAFF

装丁　bookwall
編集協力　城川佳子
DTP　石塚麻美
イラスト　鈴木あり
校正　鷗来堂

第1章

免疫力を下げず、病気を撃退する

Dr.Hassie will make the world smile!

Dr.Hassie will make the world smile!

1 高強度・長時間の運動は 逆に免疫力が下がる

　運動と免疫力の関係については、多くの研究で「適度な運動をしている人が、もっとも免疫力が高い（風邪などの感染症にかかるリスクが低い）」ことが示されています。

　ここで大事なのは、**「自分にとって適度な運動」**ということ。

　その人の年齢や体力レベル、これまでの運動経験、運動習慣の有無などによって、どれくらいの運動が適度なのかは違ってきます。

　特に注意したいのは、普段ろくに運動をしていない人が、急に激しい運動をすること。運動会やマラソンのあと、風邪をひいたことはありませんか？　普段から運動習慣のない人が急に激しい運動をすると、免疫力が落ちることが知られています。

　日頃からハードなトレーニングを積んでいるアスリートでさえ、過酷なトレーニングを集中的に行うと、**だ液中のIｇA抗体（外から侵入した病原体を無力化する免疫物質）が減少し、風邪などの上気道感染症にかかりやすくなります。**

020

つまり、運動不足の人であれアスリートであれ、**自分にとって高強度・長時間の運動は、免疫力を下げてしまう**のです。

なぜ、過度の運動が免疫力を下げてしまうのか。詳しいメカニズムはわかっていませんが、僕はシンプルに考えています。

僕たちが体に蓄えているエネルギーは、自分の体を維持するために最優先で使用され、余ったエネルギーが外敵に対する防衛や攻撃に回されるはずです。ハードな運動をするとエネルギーが枯渇してしまい、防衛に使う余力がなくなります。

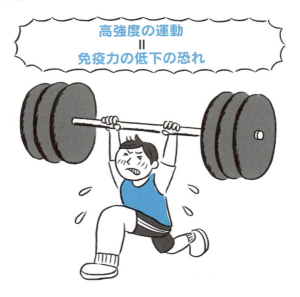

その結果、細菌やウイルスなど外敵の侵入を防ぎ切れず、風邪などの感染症にかかりやすくなるのです。

　だから、適度な運動を習慣にして体力を強化しておく（備蓄可能エネルギーのキャパを増やす）ことは必要ですが、エネルギーを使い切ってしまうほど激しい運動は控えたほうが賢明です。

　自分の備蓄エネルギーが減っているとき、たとえば働き過ぎで疲れているときや睡眠不足のときも、**無理に運動はしないほうがいい**のです。

　では、どれくらいの運動が適度なのか。

　群馬県中之条町の65歳以上の住民5000人（重度の認知症や寝たきりの人を除く）を対象に2000年から行われている中之条研究によると、1年の1日平均歩数が8000歩以上で、そのうち、**その人にとっての中強度運動（速歩きなど）の時間が20分以上**であれば、健康維持・増進と健康寿命の延伸に効果が期待できると示されています。

　この研究は65歳以上の高齢者を対象にしているので、若い人には物足りない運動量かもしれませんが、「1日8000歩も歩いていない！」という人も多いはず。

　運動不足の人はとりあえず、**現状プラス1000歩（歩く時間を1日10分増やす）を目標**にしましょう。

　僕は**「健康のために運動をする」という考えを捨て**こ

とが、無理なく運動を習慣化して長続きさせるコツだと考えています。

　運動習慣のない人は、もともと運動が嫌いでやっていないか、かつては部活動などで運動をしていたけれど、今は時間に余裕がなくて運動から離れているかのどちらかだと思います。

　運動が嫌いで苦手な人や忙しい人が「健康のために運動しよう」と意気込んでも、長続きさせるのは難しいでしょう。

　趣味や人間関係が広がって自然と外出の機会が増えるなど、生活が活動的になった結果、副産物として運動がついてくるのが理想的です。

　運動をするなら、日々の生活の5分、10分のすき間時間にできることから始めてみよう！

Dr.Hassie will make the world smile!

2 体力をアップさせるなら呼吸のトレーニング!

心肺機能がしっかりとしていること、つまり、心臓が力強く動いて全身に血液を循環させられることと、肺がしっかり伸び縮みして酸素と二酸化炭素の交換をスムーズに行えることは、病気をしたときに生死の境目を分ける重要な要素です。

ウォーキングなどの有酸素運動は心肺機能を高めるうえで有効ですが、もう1つプラスしたいのが、**呼吸力を高める「呼吸筋のトレーニング」**です。

やり方は簡単。まず、鼻から軽く息を吸い、口をすぼめて7〜15秒ほど時間をかけてゆっくりと口から息を吐きます。

息を吐くときは「おなかに力を入れること」を強く意識して行い、息を吐き切ったら終了。これを数回繰り返します。

長く細く息を吐こうとして頑張り過ぎると頭がクラクラすることもあるので、無理のない程度にやってみましょう。クラクラするまでやってはいけません。

呼吸筋のトレーニング

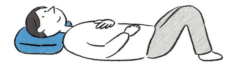

①あお向けに寝転び、手をおなかと胸におく

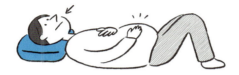

②鼻から息をゆっくり吸い込み、おなかが膨らむのを確認

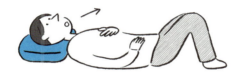

③おなかに力を入れ、おなかをへこませながらゆっくり息を吐く

　実はこれ、医療現場ではけっこう有名なトレーニングなのです。

　手術の痛みで呼吸が浅くならないように、また術後の回復が早くなるように、手術前から患者さんに行ってもらうほか、リハビリでも呼吸筋のトレーニングを行うことがよくあります。

　僕たちは普段、意識せずに呼吸をしていますが、**実は呼吸には全身の多くの筋肉が関わっています。**

　肋骨の間をつないでいる肋間筋(ろっかんきん)が伸び縮みすることによって胸郭(きょうかく)（胸骨と肋骨で囲まれたスペース）が大きく左

右に広がり、肺が膨らみますし、首を斜めに走る胸鎖乳突筋が動くことでも胸郭が広がります。呼吸の際には腹筋も使われます。

　これらの筋肉以上に重要な役目を果たしているのが、横隔膜。胸とおなかの間を隔てる膜状の筋肉で、胴体の内部を横断するように走っていることから、横隔膜の名がついています。

　横隔膜が上がると胸郭のスペースが狭くなり、肺が縮まって息をたくさん吐けます。

　反対に横隔膜が下がると、肺が広がって多くの息を吸い込めます。

　肺は自分の力では動くことができず、周囲の肋骨や筋肉、横隔膜が動くことによって、膨らんだり縮んだりしています。呼吸筋の中でも横隔膜の上下運動が一番重要で、**横隔膜の働きは安静時呼吸の70〜80％を担っている**といわれています。

　先に紹介した「呼吸筋のトレーニング」は、この横隔膜を重点的に鍛えます。口をすぼめて息を吐くことで、横隔膜により大きな負荷がかかります。

　さらにトレーニング効果を高めるには、**あお向けに寝た姿勢で行うのがベスト**。寝て行うと重力の影響が軽減され、いっそう横隔膜に負荷がかかります。毎晩寝るとき、布団

第1章　免疫力を下げず、病気を撃退する

の中で行うとよいでしょう。

　新型コロナウイルスに感染すると、風邪症状や息苦しさ、息切れ、肺炎など、呼吸に関係する症状が多くあらわれます。

　喘息といった呼吸器系の基礎疾患がある人や、ヘビースモーカーで呼吸器系が傷んでいる人は、コロナの重症化リスクが高くなります。

　コロナに打ち勝てる強い体を作るうえでも、呼吸筋を鍛え、呼吸力を強化しておくことは大事。

　ぜひ日頃の運動習慣の１つに「呼吸筋のトレーニング」を加えてみてください。

Dr.Hassie will make the world smile!

3 太極拳は、ストレスや 不安をもっとも取り除く!?

　前項で紹介した「呼吸筋のトレーニング」は「腹式呼吸」と呼ばれるもので、歌を歌っている人やヨガなどをしている人にはおなじみの呼吸法トレーニングだと思います。

　ヨガやピラティス、太極拳などが運動効果が高いとされている理由の1つが、呼吸法にあるといわれています。

　太極拳は、中国では気功の一種として位置づけられています。気功は**「調身（体を整える）・調息（息を整える）・調心（心を整える）」が共通する3本柱**。太極拳といえば独特のゆったりとした体の動きにまず目が行きがちですが、**実は呼吸法も非常に重視している**のです。

　太極拳の健康効果を調べたアメリカ・アリゾナ大学の興味深い研究があります。

　研究チームは、心血管疾患の患者の健康に太極拳が及ぼす効果について報告した15件の研究結果を解析。その結果、太極拳は心血管疾患の患者（冠動脈疾患、心不全、高血圧、脳卒中の既往がある人）の**精神的苦痛と抑うつ症状の低減に効果があることが判明**したのです。

　太極拳を行うことで、メンタルヘルス関連のQOL（物事の捉え方、外出や社会的交流をする能力）および身体的

健康関連のQOL（歩行や日常生活を行う能力）の双方が改善することも示されたのです。

呼吸の「呼」は「吐く」という意味で、**呼吸は本来、吸うよりも吐くことが先にくる**もの。息は口から吸うのではなく、腹から吐く！　息を吐いて、吐いて、吐き切ったら自然に息が入ってくるというのが、ヨガや太極拳などで行う腹式呼吸のやり方です。

僕たちは普段、横隔膜をほとんど使わずに胸だけで呼吸しています。緊張したりストレスを感じたりすると、無意識のうちに呼吸が浅くなります。ストレスや不安を取り除き、心身ともにリラックスを得る意味でも、深い呼吸は大切。腹から息を吐く深い呼吸を意識してみましょう‼

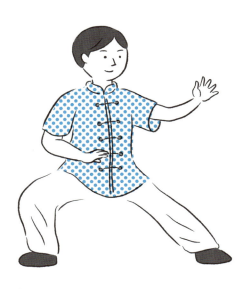

Dr.Hassie will make the world smile!

4 筋トレは老化も 免疫力の低下も防ぐ

僕が日々の生活で運動としてやっているのは、筋トレです。なぜなら、**筋トレはコスパがいい**から。

筋トレは短時間でできるので時間効率がよく、自分の体重を利用して行う自重トレーニングなら道具は不要で、どこでもでき、お金もかかりません。

時間とお金と手間という意味以外にも、筋トレは得られるメリットが多い、コスパ抜群の運動なのです。

筋肉には、エネルギーを作り出すためのグリコーゲンという糖質燃料がたくさん蓄えられています。僕たちが食事からとった糖質は、体内でブドウ糖に分解されて血液中に出ていきますが、**血液中のブドウ糖（血糖）は多過ぎても少な過ぎても体にダメージを与えます。**

そこで、血液中の余分な糖は、まず肝臓と筋肉の中に取り込まれ、グリコーゲンという形に変えて蓄えられます。**肝臓と筋肉に取り込み切れなかった糖が、体脂肪になります。**

体に蓄えた脂肪もエネルギー源にはなりますが、ブドウ糖に変えるのが簡単で、エネルギー源として即効性が高い

のは、グリコーゲンのほう。

体内のグリコーゲンの8割強が筋肉に蓄えられており、体を動かすエネルギー源として使われます（ちなみに肝臓のグリコーゲンは、おもに脳や神経を動かすために使われます）。筋トレで筋肉量を増やせば、それだけ体内に備蓄できるエネルギーも増えるわけです。

そして、筋肉はたんぱく質の塊です。**たんぱく質は、筋肉や骨、皮膚、毛髪、血管や臓器など人体のあらゆる組織を構成する材料**であり、酵素（体内で起きている化学反応を仲立ちする物質）、ホルモン、免疫に働く免疫細胞や抗体などを作り出す材料でもあります。

たんぱく質は20種類のアミノ酸で構成され、筋肉のたんぱく質はいざとなればアミノ酸に分解。エネルギー源になったり体に必要なたんぱく質に作り替えられたりします。

つまり、**糖とたんぱく質という「栄養の塊」である筋肉**は、体に何らかの問題が起きたり、ウイルスや細菌などの外敵が侵入したりしたとき、打ち勝つための**「エネルギーの貯蔵庫」**となるわけです。

食事でとった栄養を体脂肪としてため込むよりも、**筋肉にしておいたほうが断然、強い体になれる**のです。

ダイエットや見た目の面からいっても、筋肉をつけてお

くのが断然オトクです。老若男女を問わず、脂肪がついただるだるの体よりも、引き締まった筋肉質な体のほうがかっこいい。

　筋肉をつけておくと基礎代謝が上がるので、同じ量を食べても太りにくくなります。基礎代謝が上がることは体が生み出す熱が増えることに直結するので、**体温が上がり、冷えに強い体づくり**にも役立ちます。

　そして、筋肉がある体はパワーが出るので、**同じ運動をしても疲れにくく、パフォーマンスもアップ**。気持ちよく体を動かすことができ、運動を楽しめる可能性も高くなりますよ。

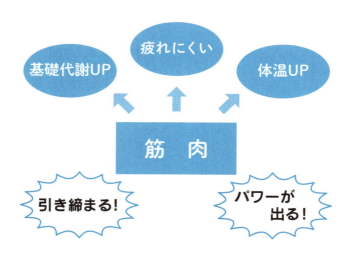

第1章　免疫力を下げず、病気を撃退する

　一般的に、**人間の体の筋肉量は20代がピーク**で、以降は何もしなければ筋肉は加齢とともに徐々に減っていきます。**50代以降になると、筋肉の減少はいっそう加速。**加齢に伴う筋肉の減少を食い止め、適正な筋肉量を維持するためにも、運動は必要なのです。

　筋トレといっても、重いダンベルやバーベルを持ち上げるようなハードなトレーニングは必要ありません。

　あまり筋肉がつきすぎても、ムキムキの筋肉を維持するためのトレーニングや栄養補給をしなければならないので、かえってコスパが悪くなります。

　目指すは、気持ちよく元気に活動できる「適度な筋肉」です。

　適度に筋肉をつけることが目標ならば、筋トレはそんなに大変ではありません。筋肉は、筋肉に負荷がかかる運動をして、ダメージを受けた筋肉が修復されることで強く太くなります。

　だから、**筋肉にちょっと負荷がかかるようなことを行う**のがポイント。たらたら歩くのではなく、坂道を歩いたり、階段の上り下りを加えたりすることで、筋肉に負荷がかかります。

　そして、全身の中でも、特に重点的に鍛えるべき筋肉があります。それは、**足腰の筋肉。**下半身の筋肉は全身の筋

肉量の７割近くを占めており、太ももやお尻など大きな筋肉群が集中しているからです。

　下半身の筋肉を鍛えるのが一番効率的でコスパも◎。太ももやお尻の筋肉は加齢とともに落ちやすいので、しっかり筋肉をつけておきたいものです。

　筋トレをするなら、たんぱく質の補給も忘れずに。**たんぱく質は運動で消費されるうえ、運動で傷ついた筋肉を修復し、太く大きな筋肉を作るためにも必要**。魚と野菜を意識してとるのがオススメです。

　魚は肉に比べて一般的に低カロリー高たんぱくです。魚の油に含まれるＤＨＡやＥＰＡは体に必要な必須脂肪酸で、肉に含まれる動物性脂肪よりもヘルシー。

　加えて、体の調子を整えるのに欠かせないビタミンが豊富な野菜も、いろんな種類のものをバランスよく、しっかりとること。

「全身（特に下半身）の筋肉をつける運動」を意識して取り入れてみてください。

第1章　免疫力を下げず、病気を撃退する

Dr.Hassie will make the world smile!

5 休日に動きまくると メタボリスクが激減する

　あなたは休みの日、どんなふうに過ごしていますか？海外ドラマをイッキ観するのが楽しみ、ネットサーフィンで日が暮れてしまうことが多い……という人は要注意です！

　休日に長時間座って過ごしていると、メタボ（メタボリックシンドローム）になるリスクが高まることが、労働者健康安全機構労働安全衛生総合研究所の調査で明らかになりました。

　この研究では、平日・休日の生活行動時間に関するネットアンケートを実施。5530人分の有効回答を分析し、「平日の仕事中の座位時間（座って過ごす時間）」「平日の仕事以外の座位時間」「休日の座位時間」の３つの場面に細分化して、メタボリスクとの関連を検討しました。

　その結果、年齢、性別、喫煙・飲酒習慣、勤務形態（シフト勤務か否か）にかかわらず、休日の座位時間がもっとも長いグループでは、メタボリスクが有意に上昇。休日の座位時間が長いほど、メタボリスクが高まることがわかったのです。

　平日の仕事中の座位時間や、平日の仕事以外の座位時間

035

とメタボリスクには有意な関連性が認められませんでした。

つまり、休日はダラダラ座って過ごさない、とにかく座らない！　ということ。

テレビやパソコン、スマホなどを見ていると、気がつけば長時間座りっぱなしということも多いもの。

休日に家にいると、食事のあともダラダラと宅飲みをしたり、お菓子をつまみつつお茶を飲んだりと、座ったまま過ごす時間が長くなりがちです。休日はなるべく外出し、できるだけアクティブに過ごしましょう。

1日中家にいるときも、掃除や洗濯、部屋の片づけなど、ちょっとした用事を見つけて、こまめに動き回ることが大切です。

休日ダラダラと座って過ごし、動かずにいると、休み明けの生活にも悪影響を及ぼします。日中の活動量・運動量が少な過ぎると、夜になっても眠くならず、つい夜ふかしをして翌朝起きるのがつらい……という展開になりがちです。

これを防ぐには、日中の体力をいかに奪うかがポイント。日中はアクティブに過ごして適度に体を疲れさせることが、夜よく眠れて、質の高い睡眠を得るための秘訣なのです。メタボ撃退と休み明けのスタートダッシュを実現するために、休日には楽しい外出の予定を入れて活発に過ごそう!!

第1章　免疫力を下げず、病気を撃退する

Dr.Hassie will make the world smile!

6

3日坊主はもう卒業!
100%継続できる極意

　ちゃんと運動するために、スポーツジムに通おうかな……。そう思っているあなた、その心意気は素晴らしい! でも、入会する前に知っておいてほしいデータがあります。

　ブラジルのリオデジャネイロで、2005年1月〜2014年6月にフィットネスセンターに通っていた5240人の来店記録を追跡調査し、トレーニングの継続率を算出しました。

　すると、**新規会員になった人の実に63%が、入会3カ月までにトレーニングをやめてしまっていた**のです。トレーニング継続率は、6カ月で13.6%、1年ではわずか3.7%にまで減少。**入会から半年で8割以上の人が脱落**していたのです。

　実は僕自身も挫折組の1人です。以前スポーツジムに入会したとき、最初はめちゃくちゃ張り切って毎日通っていましたが、インストラクターから「最初から超頑張っている人って、いきなりやめてしまう傾向にあるんだよね」と心配されていました。

　「確かにそうかも」と思っていたら、結局4カ月でやめて

037

いました……。

　いくらモチベーションが高くても、継続することがいかに難しいか。ジムへの往復とトレーニング時間、終了後にシャワーを浴びて身支度をする時間などを考えると、合計2〜3時間は取られます。

　時間に余裕がある人にとっては、ジム通いは規則正しい生活リズムを作る意味でもいいことだと思いますが、仕事や勉強などで忙しい人たちが、ジム通いの時間を捻出するのはなかなか大変です。

　スポーツジムに通い始めたら楽しくて、ちゃんと長続きしている人もいるでしょう。

　自分が好きで楽しくて自然にジム通いが習慣になった人は、もちろん素晴らしい。

　でも、挫折してしまった人も決して自分を責めないでください。続かなくて当たり前。そんなものなのです。

　自分だけでジム通いやスポーツを続けるモチベーションを維持しようと思っても、なかなか難しい。

　「自分が継続できるしくみ」を作ることが大切だと思います。

　継続できるしくみとして有効なのが、**仲間とつながる**こと。塾の生徒たちを見ていても、「勉強は嫌いだけど塾に行けば友達に会えるのが楽しみ」という理由で休まずに通っている子がたくさんいます。

第1章　免疫力を下げず、病気を撃退する

　スポーツジムのスタッフや他の会員さんと仲良くなったり、ジム通いの仲間と終わったあとに食事に行く約束をしたりと、人とつながることで**ジムに行かなければいけない理由を作る**のが、継続のコツ。

　特に、ランニングマシンやバイク、水泳など1人で黙々とやる系のトレーニングをする人は、自分が継続できるしくみを考えておくことが大切です。

　パーソナルトレーナーをつけて自分が絶対さぼれない状況にしてしまうのも、1つのアイデアだと思います。

　ちなみに僕の場合は、普段の運動は生活の中でついでに

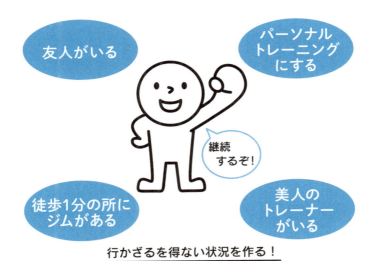

行かざるを得ない状況を作る！

行う筋トレ、楽しみとして趣味で続けているスポーツが
フットサルです。

　たとえ自分が好きなスポーツでも、定期的に続けるのは
難しい。そこで僕は**毎月フットサルの日を決めています。**

　僕が利用しているのは、個人で参加できるフットサル施
設です。

　毎月この日、と決めた日に予約を入れて、その日は絶対
にほかの予定を入れない。

　予約した日時に自分が行かないと、メンバーが足りなく
てほかの参加者に迷惑がかかる。そうやって**行かざるを得
ない状況に自分に追い込む**ことで、何とか月1ペースで続
いています。

　メンタルが弱いなら、ジムはやめておけ！　とまでは言
いません。しかし通い続けられる楽しみを自分なりに見つ
けるか、通わざるを得ない状況に自分を追い込むか、継続
には何らかの工夫が必要なのは間違いないでしょう。

第1章 免疫力を下げず、病気を撃退する

Dr.Hassie will make the world smile!

7 運動効率を爆上げするには音楽を聴きながら!

　運動の効果を上げ、楽しく継続していくには、音楽の力を利用するのがよさそうです。

　イギリスのブルネル大学でスポーツ・運動心理学教授を務めるコスタス・カラゲオギルス博士は、スポーツと音楽について多くの研究を行っています。

　これまでの研究で、やる気が出るような音楽を聴きながらトレーニングをすると、**何も聴かない場合に比べて被験者はより自分を追い込むことができ、運動後に疲労は感じても気分は向上する**ことが判明したのです。

　この結果は「さもありなん」という感じですが、博士は興味深い指摘をしています。

　それは「適当に音楽を選んでいる人に比べ、手間暇かけてプレイリストを作っている人のほうが、運動をはるかに楽しんでいる」ということ。理想をいえば2〜3週間ごとにプレイリストを替えると、新鮮さを維持できるそうです。

　では、どんな音楽を選ぶとよいのか。筋トレなどパワー系の運動に適しているのは、激しめのロックミュージック。テンションが上がり、「もっと負荷をかけられる!」「もう

041

１セットできる‼」という気分になれます。

　ウォーキングやランニングは、曲のテンポを基準に選曲するのがよさそうです。

　ウォーキング初心者は、テンポの速さを表すＢＰＭ（１分間の拍数）が120の曲に合わせて歩くと、１秒間に２歩のペースで歩くことになり、ほどよい速歩きに。

　ＢＰＭを上げれば、歩行速度や運動強度も上がります。ウォーキングの場合は、ＢＰＭ120〜140くらいの曲が快適に歩ける目安です。ちなみに、スタジオジブリ映画『となりのトトロ』の主題歌『さんぽ』なら、ＢＰＭ120前後。

　アニメ『新世紀エヴァンゲリオン』のオープニングテーマ曲『残酷な天使のテーゼ』は、ＢＰＭ130前後。

　2018年の大ヒット曲、DA PUMPの『U.S.A.』がＢＰＭ140前後です。

「曲名」と「ＢＰＭ」を検索ワードにネット検索すると、好きな曲のＢＰＭがわかります。

　自分が気持ちよく歩けるテンポの曲を集めたプレイリストを作れば、毎日のウォーキングが楽しくなること間違いなし。

　でも、歩いてなんぼだから、プレイリストを作っただけで満足してちゃダメですよ！

第1章　免疫力を下げず、病気を撃退する

Dr.Hassie will make the world smile!

8 ブルーライトの浴びすぎは脳を損傷し老化を早める!?

　ここ10年から20年くらいの間で、僕たちの生活環境に生じた一番大きな変化は、**ブルーライトを浴びる時間が飛躍的に増えたこと**です。

　ブルーライトとは、波長が380〜500ナノメートルの青色光のこと。

　人間の目で見ることができる光（可視光線）の中でも、もっとも波長が短く、目の表面の角膜や目のレンズに相当する水晶体で吸収されずに、目の奥の網膜にまで到達します。

　紫外線が体に害を及ぼす光であることは広く知られていますが、ブルーライトは紫外線に一番近く、**可視光線の中でもっとも強いエネルギーを持つ光**です。

　パソコンやスマホ、携帯ゲームのディスプレイや液晶テレビの画面、ＬＥＤ照明には、ブルーライトが多く含まれています。

　ブルーライトは**目の網膜にダメージを与え、眼精疲労や目の痛みの原因となるほか、睡眠・覚醒の生体リズムを乱して睡眠障害をもたらしたり、肥満やがん、精神状態にも**

043

悪影響を及ぼすとの研究報告もあります。

　さらに最近、アメリカ・オレゴン州立大学の研究チームが行った昆虫を用いた研究で、**ブルーライトは脳細胞に損傷を与え、老化を早める可能性がある**ことがわかったのです。

　この研究では、毎日12時間ブルーライトを浴び、残り12時間を暗闇にした環境でハエを飼育。暗闇の中だけで過ごしたハエや、ブルーライトをカットした光の中で過ごしたハエと比較しました。

　その結果、ブルーライトを浴びたハエは**網膜細胞と神経**

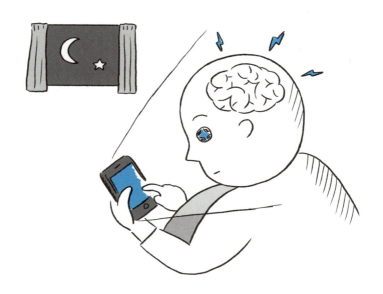

第1章　免疫力を下げず、病気を撃退する

細胞に損傷が見られ、運動能力も低下。寿命も他の2グループに比べ短命だったのです。老いたハエではブルーライト環境下でストレス応答遺伝子が発現し、老化が促進されることもわかりました。

　もちろん、これは昆虫を使った実験ですから、その結果がそのまま人間に当てはまるわけではありません。

　しかし、冒頭で述べたとおり、人類の長い歴史の中で、ブルーライトが日常にあふれるようになったのは、ごくごく最近のこと。

　得体の知れないもの、しかも生物に悪影響を及ぼす危険性が少しでも指摘されているものは、できる限り避けるのが得策なのは間違いありません。

　僕はブルーライトに関しては、徹底的にカットする派です。

　パソコンやスマホには、ブルーライトをカットするフィルターソフトやアプリを入れています。

　みなさん、スマホの時代は終わりです。紙の本を読みましょう!!

Dr.Hassie will make the world smile!

9 日光を浴びまくると 骨がめきめき強くなる

　丈夫で元気な体づくりには、筋肉を鍛えることと同じくらい、骨を強くすることが大事です。

　僕は普段の診察でおじいちゃん、おばあちゃんを多く診ていますが、高齢者にとって骨の強化は特に重要。**骨がもろくなると、ちょっとした転倒で骨折し、そのまま寝たきりになってしまうケースが多い**からです。

　僕たちの骨は、古い骨を壊す破骨細胞と新しい骨を作る骨芽細胞がバランスよく働くことによって、常に作り替えられています。

　骨を強くするためにまず必要なのは、運動。骨に適度な負荷がかかるような運動をすることで骨が刺激を受け、カルシウムが取り込まれて新たな骨細胞が形成されます。

　骨は、**自身に対しての重さ（体重）や運動といった負荷を感じて、体を支えるために骨を強くします。**

　寝ているよりも立っているほうが、立っているよりも歩いたり走ったりするほうが、骨の強化につながるのです。

　加えて、骨を強くするために必要なのが、しっかり栄養をとること。

046

「骨といえばカルシウム」というイメージが強いかもしれ
ませんが、**実はビタミンＤも大切。**

ビタミンＤは、腸管からのカルシウムの吸収を助けるほ
か、カルシウム摂取が不足しているときは尿からカルシウ
ムを再吸収するよう働きます。

また、骨へのカルシウムの沈着を調整し、骨の形成を促
すなど、カルシウムの相棒として重要な役目を果たしてい
るのです。

ビタミンＤはサケやイワシなどの魚類、卵黄、干しシイ
タケやキクラゲなどのきのこ類にも含まれていますが、**体
内で作り出すこともできます。日光を浴びると、皮膚でビ
タミンＤが合成される**のです。

そのため、ビタミンＤは別名「サンシャイン・ビタミン
（陽光のビタミン）」とも呼ばれます。

食事や日光から得たビタミンＤは肝臓や腎臓で代謝さ
れ、活性型ビタミンＤへと変化することで、その効果を発
揮します。

コロナ禍で、ビタミンＤが免疫にもプラスに働くことが
クローズアップされました。

ビタミンＤには免疫を調整する働きもあり、「ビタミン
Ｄの欠乏は、呼吸器感染症や呼吸器疾患、自己免疫疾患（何
らかの原因で免疫が正常に働かなくなり、体が自分の組織
を攻撃してしまう病気）、糖尿病、うつ病などにも関連す

る可能性がある」との研究報告がされています。

実は、僕たちが食事から摂取しているビタミンDはわずかで、**大部分は体内で合成**されています。

日本人の8割はビタミンDが不足しており、4割で欠乏しているといわれています。

そこで僕は患者さんたちに「骨を強くするために、太陽の光を浴びることが必要。家にいるときはカーテンをあけて過ごしましょう」と指導しています。

太陽の光を十分に浴びないと、**メンタルにも影響します。日照時間が短い秋や冬になるとうつ症状があらわれる「冬**

骨の強さには太陽の光が関係している

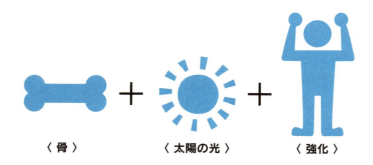

〈 骨 〉　　　〈 太陽の光 〉　　　〈 強化 〉

第1章　免疫力を下げず、病気を撃退する

季うつ病」という病気もあるほど。

　起床して朝日を浴び、日中は明るい環境で過ごすことで睡眠リズムも整う。太陽の光は偉大なのです。

　紫外線を浴びるとシミが心配、という人もいるでしょう。体内でビタミンＤが合成されるには、直射日光である必要はなく、**木漏れ日程度の日差しや、レースのカーテン越しの光でも十分。**

　夏場なら木陰で30分程度、冬場なら１時間程度、晴れた屋外で過ごすだけで、１日に必要なビタミンＤを補えるそうです。

　顔だけはＵＶ対策を万全にとるとしても、手足は日光にさらしたほうがいいのです。

　太陽の光のおかげで地球上に生命が誕生し、人間も生き延びてくることができました。

　そう考えると、太陽の光を避ける地底人のような生活は不健康なはず。昼間は太陽の光を上手に取り入れて、明るく過ごしましょう!!

049

Dr.Hassie will make the world smile!

10 腰痛改善は男性なら柔軟、女性は下半身の筋トレ!

　多くの患者さんたちを診ていると、腰痛の原因で一番多いのは運動不足。座りっぱなしや立ちっぱなしなど長時間同じ姿勢のままでいると、**筋肉は硬くなり、血流も悪くなって、こりや痛みが生じます。**

　体は適度に動かしてこそ、健康な状態が保たれるのです。

　運動不足以外の原因は、男女で傾向に違いがあります。全般的に見て、**男性は筋肉が硬いことが原因で腰痛を招く**ケースが多く、**女性は筋肉は柔らかいものの、筋肉量が少なくて、筋力が足りないことが原因で腰痛になる**ケースが多いのです。

　理想的な筋肉の状態は、柔らかで、かつ強さがあること。柔軟さと力の強さを兼ね備えた筋肉を目指しましょう。

　男性はもともと女性に比べて筋肉量が多い体のつくりをしています。

　筋肉量を維持するために筋トレは必要ですが、筋肉を柔らかくするためのストレッチも忘れず行いましょう。

　効果的なストレッチのコツは、**体の大きな筋肉を伸ばす**

こと。背中や肩、わき腹、腰、太ももなど大きな面積を占める筋肉をストレッチすると、全身を使った大きな動作になり、大きな筋肉に付随する小さな筋肉も連動してストレッチされます。

僕は信号待ちの間やデスクワークの合間に立ち上がったときなど、すきあらば体を動かしています。

体のいろんなところを伸ばしたりねじったりしてみて、「ちょっと硬いな」「動かしづらいな」と感じる箇所があれば、そこをストレッチします。

息を吐きながら、痛気持ちいいくらいのところまで、10秒くらいグーッと体を伸ばす。ついでに左右反対側も同じようにストレッチする。これをこまめに行うだけで、かなり変わってきます。

特に**重点的にストレッチしてほしいのが、股関節周り**です。股関節は、骨盤下部の丸いくぼみに太ももの骨（大腿骨）の先端の丸い部分がスッポリ収まり、骨盤と背骨、太ももの骨の間を四方からさまざまな筋肉でつないでいる構造になっています。

股関節の柔軟性がないと足がしっかり上がらず、歩行や立ちしゃがみをはじめ、あらゆる日常動作に悪影響を及ぼします。

股関節の動きの悪さをかばうために腰にも負担がかか

り、腰痛を招く一因にもなります。

　股関節周りのストレッチの代表例としては、よくサッカー選手がやっている、立ったまま片足を上げて大きく円を描くように動かす動的ストレッチ。

　ほかにも、イチロー選手がバッターボックスに入る前によくやっていた、足を左右に大きく開いてひざを曲げて中腰になり、手を太ももの上に置き、肩を前方に突き出すようにして体を左右に大きくひねるストレッチなどがあります。

　太もも前面の大腿四頭筋と裏面のハムストリングスのストレッチも、股関節の柔軟性を高めるために有効。

男女別の腰痛改善方法

男性

ストレッチ

背中、肩、わき腹、腰、太ももなど大きな筋肉をほぐす！股関節も重点的に。

女性

筋トレ

太もも、背中、お尻、ふくらはぎなど大きな筋肉を重点的に鍛えよう！

第1章　免疫力を下げず、病気を撃退する

　ベタッと開脚ができるほどの柔軟性を目指す必要はありませんが、**前後左右に足を大きく動かせる程度の柔軟性はキープしておきましょう。**

　女性に取り組んでいただきたい課題は、**筋肉量を増やす**こと。前述のとおり、**筋トレは下半身の大きな筋肉を鍛えるのが効果的**です。

　太ももとふくらはぎの筋肉は、足元にたまった血液を心臓に向けて押し上げる「第2の心臓」の役割も果たしており、女性に多い**むくみや足の冷えの悩み解消には、実は足腰の筋肉を鍛えるのが近道**なのです。

　「男性はストレッチ、女性は筋トレ」が、質のよい筋肉を鍛え育てるための合言葉。どちらも日々の生活のすきま時間にちょこっとやるだけで十分なので、ぜひ実行してみてください。

053

Dr.Hassie will make the world smile!

11 人の目や数字を意識して 肥満を回避せよ

元気に動ける体、太らずきれいな体をキープするには、自分の体のコンディションや体形に日頃から意識を向けておくことが大切です。

自分の体に対する意識を高めるために僕が実行しているのは、**とにかく目につくところに体重計を置いておく**こと。自宅のトイレや浴室の前はもちろん、診察デスクの下や寝室など、僕の生活範囲内には常に至近距離に体重計があります。合計7〜8個は体重計を持っています。

そして、**体重計が目に入ったら、すかさず乗って体重や体脂肪率、筋肉量などをチェック**する。1日のうちでもけっこう変動があり、同じ機種でも数値が違って出たりして、けっこうおもしろいです。

そして「ちょっと太ったかも」と思ったら、その日のうちに食事を調整したり、筋トレを増やしたりして、ベスト数値から極力外れないように注意しています。

だって、フォロワーのみなさんから「ハッシー先生もしかして太った?」なんて思われたくないですからね。

僕の知人の先生は、お年寄りの患者さんたちに「銭湯に行きなさい」とすすめています。これもナイスなアイデア。

第1章 免疫力を下げず、病気を撃退する

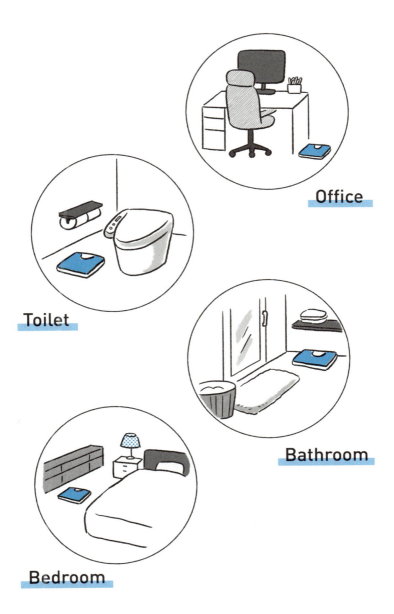

Office

Toilet

Bathroom

Bedroom

銭湯に行くと子どもから高齢者まで、同性のいろんな世代の人の裸を目にします。失礼だからジロジロ見ちゃダメだけど、「あの人には勝った！」とひそかにほくそ笑んだり、「自分はとても人前にさらせる体じゃない……」と落ち込んだり。

　そうやって**人前に裸をさらしさらされることによって得られる刺激が、「ちゃんと運動しなくちゃ」という危機感やモチベーションにつながる**のです。

「コロナ太り」は、外出自粛で人前に出る機会が激減したことも大きな要因だと思います。やっぱり**他人の目は大事**です。海やプールで遊ぶ予定が入ったり、結婚式など人前でおめかしする行事が決まったりしたら、誰だってダイエットのモチベーションが爆上がりするはず。

「脱いでもすごいんです」な体を目指して、日頃からしっかりウエイトコントロールをして免疫力を高めていきましょう。

第1章まとめ　CHECKPOINT

・体力アップなら呼吸筋を鍛える！
・運動中は気分が上がる音楽をかけよう
・日光を浴びまくり、骨を強化する

第2章

疲れを取り去り、
睡眠の質を
向上させる

Dr.Hassie will make the world smile!

Dr.Hassie will make the world smile!

12 50万円投資してわかった、ジャストな寝具の選び方

　睡眠と体調は、すごーく関係が深い。夜ぐっすり熟睡できて朝スッキリ目覚めた日は、気分爽快。エネルギーがフルチャージされていて、朝からパワー全開で活動できます。

　反対に、よく眠れなかった翌朝は体調もイマイチ。頭がぼんやりして体もだるく、なかなかエンジンがかからない。体調が悪いときやメンタルが落ちているときは、夜よく眠れず、いくら寝ても寝足りない感じになってしまいます。

　睡眠には、大きく分けて2つの役割があります。

　1つは、**体の修復と疲労回復**。睡眠中に分泌される成長ホルモンには細胞の新陳代謝を活性化する作用があり、日中に傷んだ体の細胞を修復・再生します。

　第2の重要な役割は、**脳の休息と情報整理**。起きている間はずっと働き続けている脳も、睡眠中はスイッチをオフにして脳内のクリーンアップと情報の整理、記憶の定着を行い、クリアな状態に整えられます。つまり、「睡眠を制する者は疲労回復を制す」ということ。

　前日の疲れを持ち越さず、心身ともにベストなコンディ

第2章　疲れを取り去り、睡眠の質を向上させる

睡眠の役割

① 体の修復と疲労回復

細胞の新陳代謝を活性化し傷んだ
体の細胞を再生する。

② 脳の休息と情報整理

脳内のクリーンアップと情報整理、
記憶の定着を行う。

ションを整え、仕事や学業で最高のパフォーマンスを発揮するには、質のよい睡眠が欠かせないのです。

　そこで、この章では、元気MAXな体を作る「最高の睡眠」を得るための方法について考えていきたいと思います。

　大学時代は睡眠時間を極限まで削ってたくさんの部活動と早朝・深夜のバイト、学業とやりたいことを思い切りやり、研修医時代は夜勤や訪問診療の現場でハードな生活を送ってきた僕は、**短時間でも効率のよい最高の睡眠を追い求めてきました。**

　質のよい睡眠を得るためには、まずは睡眠環境、特に寝

具が大事だと考え、理想の枕や布団を探して、ずいぶん散財しました。何回も枕やマットレスを買い替えて、**これまでに50万円以上は使っている**と思います。

その経験から断言できるのは、熟睡感を得る手っ取り早い方法は、寝具選びだということ。朝起きたときに首や肩、腰が痛かったり、体がこっていたりする人、寝ても疲れがとれない人は、寝具が合っていない可能性があります。

ホテルや旅館に泊まって、**枕や布団が変わるとよく眠れる、という人も要注意**。自宅の寝具を見直したほうがいいかもしれません。

では、どんな枕や布団が理想的なのか。体にもっとも負担が少ない理想的な寝姿勢は、**壁に背中と頭をつけて直立したときと同じ姿勢**です。

壁に背中をつけて立つと、後頭部と両肩、お尻、かかとが壁につき、首の後ろと背中から腰にかけての部分が、壁から浮きます。

この姿勢をそのまま床に横たえたのが、あお向けに寝たときの理想的な寝姿勢です。

理想の枕は、寝たとき床から浮く頸椎（首の骨）のS字カーブの空間を埋めてくれる高さと硬さの枕。

理想の敷布団やマットレスは、寝たときに体が沈み込み過ぎず、なおかつ、後頭部や背中、腰に体圧が集中し過ぎ

第2章 疲れを取り去り、睡眠の質を向上させる

> 立って壁に背をつけたときと同じ
> 頭、肩、お尻、かかとが
> ついている状態が理想の寝姿勢

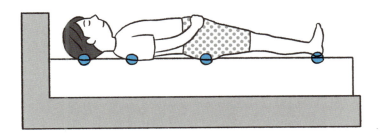

OK 柔らか過ぎない、適度にクッション性のある敷布団と、首のS字カーブの隙間を埋めてくれる枕

NG 体が沈み込み過ぎる布団と硬くて高過ぎる枕

ない、適度なクッション性があるものです。

　スムーズに寝返りを打てることも、理想の寝具の重要な条件。**健康な成人は、睡眠中に平均20回くらい寝返りを打っている**といわれています。

　ずっと同じ姿勢のまま寝ていると、下になった体の部分が圧迫されて血液やリンパの流れが滞り、圧迫された部分に痛みやしびれが生じたりしますが、**無意識のうちに寝返りをして姿勢を変えることで血液や体液の循環を促し、体の負担を軽減している**のです。

　柔らか過ぎるマットレスや厚過ぎる敷布団はフカフカで気持ちよさそうですが、実際に寝ると体が沈み込んでしまい、寝返りを打ちにくくなります。

　よくある最悪な組み合わせは、柔らか過ぎて体が沈み込んでしまうマットレスや敷布団に、首が曲がって頭が起きてしまう、硬くて高過ぎる枕のコンビ。

　寝返りが打ちにくいうえ、高い枕であごが引けてのどが圧迫されると気道が狭くなり、いびきをかきやすくなります。

　こんな姿勢で寝ていては、呼吸も苦しくて眠りが浅くなり、いくら寝ても疲れがとれません。

　寝具選びでのポイントは、実際に売り場で寝てみて、あお向けに寝てから左右にコロコロと体を動かし、**楽に寝返**

りが打てるものを選ぶこと。

　僕の場合は、いろいろと試してみて結局、床に寝ているのと大差ない、硬めの寝心地のマットレスに落ち着きました。

　枕は、**あお向けに寝たときに首が折れ曲がらない高さで、なおかつ、横向きに寝たときに頭と首、背骨が一直線になるものがベスト。**

　枕をして寝たときの頭の位置を確認するには、あお向けと横向きに寝た姿勢で、同行者に横から写真を撮ってもらうとわかりやすいと思います。

　これらの条件を満たしつつ、寝返りを楽に打てて寝心地もいい枕を探すのは、なかなか大変です。

　僕はいまだに枕難民で、理想の枕と出合えていません。真ん中がくぼんでいて周囲が少し高くなっている枕や、部分ごとに硬さや高さを変えている枕など、工夫した商品もたくさん売られていますが、うまく寝返りが打てなかったり、寝ていて首が痛くなったりしてしまう。

　そんなこんなで、今は枕なしで寝てみたり、バスタオルなどを適当な厚さに折り畳んだものを頭と首の下に敷いて寝てみたりと、研究中です。

Dr.Hassie will make the world smile!

13 1時間以上の長い昼寝は 死亡リスクが30%上昇

　睡眠に関して興味深い研究報告を1つ紹介しましょう。2020年8月に開催されたヨーロッパ心臓病学会で、中国の広州医科大学が、昼寝と心血管疾患および全死亡リスク（すべての原因による死亡率）との関連を検討した20件の研究論文を総合的に解析した結果を発表しました。

　この研究によると、昼寝を1時間以上する習慣のある人は、**昼寝の習慣のない人に比べて心血管疾患の発症リスクが34%、全死亡リスクが30%も高い**ことが明らかになったのです。

　夜間の睡眠時間を考慮して解析すると、夜間の睡眠時間が6時間以上の人においてのみ、**1時間以上の昼寝が全死亡リスクの上昇と有意な関連がある**ことが判明。

　全体では、昼寝の時間の長さに関係なく、**昼寝の習慣がある人では、習慣がない人に比べて、全死亡リスクが19%増加**したのです。

　この関連性は、特に女性と65歳以上の高齢者において顕著で、**昼寝の習慣のある女性は全死亡リスクが22%、高齢者では17%増加**していました。

第2章　疲れを取り去り、睡眠の質を向上させる

昼寝を1時間以上する人のリスク

心血管疾患
の
リスク **34% UP**

死亡
リスク **30% UP**

　研究チームは、昼寝がどのようなしくみで体に悪影響を及ぼすかは不明としながらも、昼寝と高血圧や糖尿病の発症、全体的な健康レベルの低下との関連性などを示した先行研究があることを紹介。

「われわれの研究成果から言えることは、昼寝をするのであれば1時間以内にとどめるほうが安全だということだ」と結論づけています。

　この研究で特に注目したいのは、**「なぜ1時間も昼寝をしてしまうのか」**という点です。

「寝る子は育つ」ということわざがあり、保育園ではお昼寝の時間が設けられていることからもわかるとおり、子ど

065

もにとって昼寝は必要です。

子どもは体が大きく成長するためにエネルギーをガンガン使うので、夜だけではなく昼にも寝て、体が休んでいる間にセーブしたエネルギーを成長のために使うのは、理にかなっています。

しかし、もう十分に体が大きくなっている大人は、夜間の睡眠だけで十分。**昼寝は基本的に必要ありません。**

無駄にダラダラと長く昼寝をしてしまう最大の理由は、夜間の睡眠の質が低く、夜にちゃんと眠れていない可能性が高いです。

睡眠の質が低いと、人並みに睡眠時間をとっていても体の疲れが抜けず、日中に眠気が押し寄せて昼寝をしてしまう。

長く昼寝をすると、夜になっても眠くならず、体のリズムも乱れて、さらに睡眠の質が落ちてしまう——。長く昼寝をする人は、こうした悪循環に陥っているケースが多いのではないかと予想できます。

つまり、長く昼寝をしてしまう根本的な原因を夜間の睡眠の質の低下と捉えると、質のよい睡眠をとれていないために、睡眠中に行われるべき心身の休息や体のメンテナンスがきちんと行われず、健康面でもいろいろな弊害が生じる。

その結果、心疾患リスクや全死亡リスクも上昇する、と読み解くこともできるわけです。

第2章　疲れを取り去り、睡眠の質を向上させる

Dr.Hassie will make the world smile!

14 ハイスピードで仕事をこなすパワーナップのすすめ

　短い昼寝は健康にプラスに働く可能性もある、という研究報告も出ています。

　ギリシャのアスクレピオン総合病院の心臓専門医らが行った研究によると、血圧が良好にコントロールされている男女212人を対象に昼寝と血圧の関係を調べた結果、昼寝をしたグループでは、昼寝をしなかったグループに比べ、**24時間の収縮期血圧（上の血圧の数値）が平均5.3mmHg 低下**したそうです。

　収縮期血圧と拡張期血圧（下の血圧の数値）の両方を見ても、**昼寝をしたグループでは血圧値に低下が認められた**といいます。

　この研究に参加した人たちの昼寝の平均時間は、49分。低用量の降圧剤を服用すると、血圧値は平均で5〜7mmHg 下がるとされていますから、昼寝の血圧を下げる効果は高血圧の薬にも匹敵するものです。

　研究を担当した医師は「1日に何時間も昼寝をすることはすすめられないが、健康に有用である可能性を考えると、短い昼寝をとることに罪悪感を持つ必要はない」とコメン

067

トしています。

　僕たちにとって昼寝の一番大きなメリットは、**昼寝をしたあとの仕事の効率が上がること**だと思います。

　ランチのあと眠気に襲われて午後のパフォーマンスがダダ下がりになるよりも、短時間の昼寝をとって頭と気分をリフレッシュしたほうが、仕事の効率も上がる。

　そうした考えから、日米のＩＴ企業などでは、社員に昼寝や仮眠を推奨するところも増えています。

　ただし、前項でも述べたとおり、長時間の昼寝は禁物。パフォーマンス向上につながる最適な昼寝時間に関する研究は多数ありますが、有名なのはNASA（アメリカ航空宇宙局）が長距離飛行機のパイロットを対象に行った実験です。

　昼に26分の仮眠をとると、仮眠をとらないパイロットに比べて認知能力が34％アップし、注意力が54％も上がったといいます。

　昼寝の時間は、**15分から長くても30分以内にとどめておく**のがいいでしょう。30分以上仮眠をとると、脳や体が覚醒しにくい深い眠りに入ってしまい、スッキリ目覚められないだけでなく、夜の睡眠にも悪影響を及ぼしてしまい、逆効果になります。

　寝過ごしてしまうのを防ぐために、必ず昼寝に入る前にアラームをセットしておくといいでしょう。

第2章 疲れを取り去り、睡眠の質を向上させる

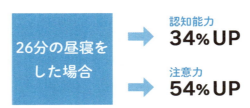

では、どの時間帯に昼寝をすると効果的なのか。

人間の体は、午後2〜4時と、深夜も起きている場合は午前2〜4時に強い眠気に襲われるようにできています。

これは起床後、時間がたつとともにアデノシンなどの睡眠物質が脳内に少しずつ蓄積していくためと考えられています。

睡眠物質は、脳内で生成され、自然な眠気を誘発する物質で、睡眠物質の蓄積がピークに達すると、脳を休ませるために体は眠気を感じるのです。

そして睡眠をとると、眠っている間に睡眠物質が分解されていきます。

眠くなる、思考力が落ちて考えがまとまらない、やる気が持続せず目の前のことに集中できない、注意力が散漫に

なって反応や動作が鈍くなる、といった変化は、**脳の疲労を示すサイン。**

　睡魔に抗うよりもスパッと短時間の昼寝をとり、脳の疲れをリセットするのが得策です。

　昼寝は、本当に眠らなくても大丈夫。**ただ目を閉じているだけでも、脳を休ませて脳疲労を回復する効果は期待できます。**

　パワーナップ（積極的仮眠）を上手に取り入れて、昼下がりの睡魔を撃退しましょう！

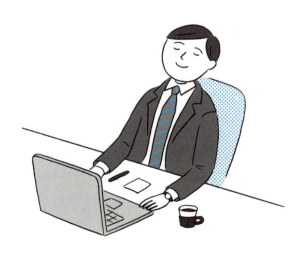

第2章　疲れを取り去り、睡眠の質を向上させる

Dr.Hassie will make the world smile!

15 死亡リスクが激減!
7時間睡眠がベストなワケ

　多くの人にとって気になるのが「結局、何時間睡眠が体に一番いいのか？」ということでしょう。

　かつては**「理想的な睡眠時間は8時間」などといわれていましたが、この説に医学的な根拠はありません。**

　睡眠と健康の関係について世界中で多くの研究が行われていますが、現在のところわかっているのは「睡眠時間は長過ぎても短過ぎても死亡リスクの上昇と関連する」ということだけです。

　たとえば、日本で行われたJACC Studyという大規模研究では、全国約11万人の男女を約10年間にわたり追跡調査した結果、**平日の睡眠時間が7時間（6.5〜7.4時間）の人がもっとも死亡リスクが低い**ことがわかりました。

　7時間睡眠の人の死亡率を1とすると、睡眠時間が4時間（4.4時間まで）の人では、男性で1.62倍、女性で1.6倍に死亡リスクが増加。睡眠時間が10時間（9.5時間以上）になると、男性で1.73倍、女性で1.92倍と大幅に死亡リスクが高まることが明らかになりました。

　110万人超を対象に約6年間追跡調査を行ったアメリカ

の研究でも、睡眠時間が7時間台の人が男女とも死亡リスクがもっとも低くなっています。

これらの研究結果からは、**大人の睡眠時間は7時間くらいが妥当な線**だろう、ということは言えそうです。

睡眠時間に関する議論の一方で、睡眠時間の長さよりも**明らかに重要であるとわかっているのは、睡眠の質**です。

女性だけを対象にした研究ですが、アメリカのコロンビア大学では、20〜76歳の女性495人を対象に、睡眠の質と食習慣の関連を調べました。

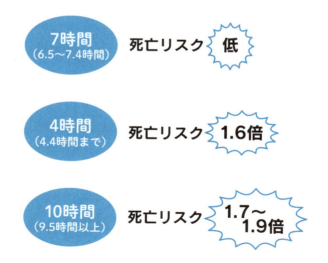

研究では、睡眠障害の評価方法としても広く使われている「ピッツバーグ睡眠質問票」を用い、日頃の睡眠習慣や睡眠の質を調査しました。

その結果、睡眠の質が低い人ほど、肥満や糖尿病リスクにつながる糖の摂取量と食事全体の量が多く、その割に、肥満や生活習慣病の予防によいとされる不飽和脂肪酸（植物や魚の油に多く含まれる脂質）の摂取量は少ないことが判明。

また、寝つくまで60分以上かかる人は15分以内に眠れる人に比べ、食事摂取量と摂取エネルギー量が多く、**不眠症症状の重症度が高いほど摂取エネルギー量が多く、不飽和脂肪酸の摂取量は少ない**という関連が見られました。

この調査結果をまとめると、睡眠の質が低い人ほど食生活が不健康で食べ過ぎ傾向にあり、肥満や生活習慣病のリスクも高まる、ということになります。

睡眠の質が低いと、空腹感をもたらす空腹シグナルが刺激されたり、満腹シグナルが抑制されたりして、食べ過ぎにつながります。

寝る前に食べ過ぎると胃のもたれや不快感が引き起こされ、眠りにつくまで時間がかかったり、深い眠りが妨げられたりして、さらに睡眠の質が低下することに。負のスパイラルに陥ってしまうのです。

「食べてすぐ寝ると牛になる」は、真実です。食べてすぐ寝ると太りやすいだけでなく、消化途中の胃液が上に上がってきやすくなり、逆流性食道炎も心配です。

寝る前に胃腸を刺激すると睡眠の質が下がり、翌日の体調にも影響するので、**就寝の４時間前からは、口にするのは水や温かいお湯だけ**にしておくのが理想ですね。

しかし、悩ましいのは、**睡眠前に空腹なのも、睡眠の質を下げる可能性がある**こと。

「寝る８時間前までに食事を終わらせておこう！ それ以降は絶対に食べないぞ!!」などと張り切り過ぎると、かえって眠れなくなる恐れもあります。

僕がオススメするのは、**「夕食は就寝６時間前から４時間前までの間に終える」「夕食時は脂っぽい食べ物、消化の悪い食べ物、コーヒー、お酒を含む嗜好品は極力控える」**というルール。

もちろん、寝る直前に食べるのは、もってのほかです！

第2章　疲れを取り去り、睡眠の質を向上させる

Dr.Hassie will make the world smile!

16 不眠症は超危険!?
睡眠の質が悪いと早死にする

　ここまで詳しい説明をしないまま「睡眠の質」という言葉を使ってきましたが、質のよい睡眠とは一体どんな睡眠なのか、改めて説明しておきましょう。

　質のよい睡眠がとれているかどうかの目安として一番わかりやすいのは、自分の実感です。

　朝スッキリと目が覚めて「よく寝た！」と満足感があり、日中むやみに睡魔に襲われて仕事や活動に支障をきたすようなことがなければ、睡眠時間は十分足りていると考えられます。

　睡眠障害には、**入眠障害**（寝つくまで30分〜1時間以上かかり、それを苦痛と感じる状態）、**中途覚醒**（睡眠中に何度も目が覚めて、その後なかなか寝つけない状態）、**早朝覚醒**（自分が望む起床時間より2時間以上早く目が覚めてしまう）、**熟眠障害**（睡眠時間は十分なのに熟睡感が得られない）という4つのタイプがあります。

　これらの症状がないことも、質のよい睡眠がとれていることの条件になるでしょう。

さらに、睡眠のサイクルも重要です。睡眠には浅い眠りである「レム睡眠」と、深い眠りの「ノンレム睡眠」があり、僕たちが寝ている間、レム睡眠とノンレム睡眠は一定のリズムでくり返されています。睡眠に入ると最初にノンレム睡眠が出現し、**およそ90〜120分の周期でレム睡眠とノンレム睡眠が交互に現れます。**

　ノンレム睡眠に入ると脳の血流量や活動は低下し、体温や血圧、心拍数も下がり、脳も体も深く休んでいます。

　もっとも深い睡眠に達するのは、最初のノンレム睡眠と2回目のノンレム睡眠のとき。

　ここで深い睡眠に達することができれば、ぐっすり眠れ

睡眠障害の種類

入眠障害……寝つくまで30分〜1時間以上かかり、苦痛を感じる

中途覚醒……睡眠中に何度も目が覚めて、その後なかなか寝つけない

早朝覚醒……自分が望む起床時間より2時間以上早く目が覚める

熟眠障害……睡眠時間は十分なのに熟睡感が得られない

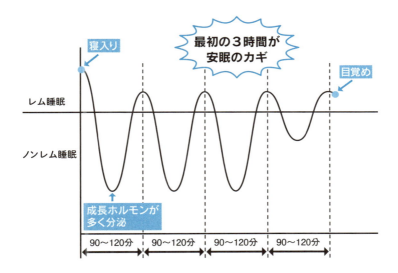

たという満足感が得られます。

　細胞の新陳代謝を活性化させ、体の修復に働く成長ホルモンは、最初の深いノンレム睡眠中に盛んに分泌されるので、疲労回復の意味でも**寝入りから最初の３時間にしっかり熟睡する**ことが大切です。

　一方、レム睡眠中は、体は深く眠っていますが、眼球や脳は活発に動いています。レム睡眠中の脳では記憶の整理や定着が行われており、夢を見るのもこのとき。
　この間に、**体のほうでは細胞の修復や疲労回復を図っている**と考えられています。

アメリカのスタンフォード大学では、平均年齢76.3歳の高齢男性2675人を約12年間追跡調査したデータと、平均年齢51.5歳の成人男女1386人を約20年間追跡したデータを分析し、レム睡眠の長さと死亡リスクとの関連を調べました。

　すると、睡眠時間に占めるレム睡眠の割合が低いと、心血管疾患などによる死亡リスクだけでなく、あらゆる原因による早期死亡リスクの上昇と関連することが判明。この傾向は高齢男性だけでなく、成人男女にも同様に見られたのです。

　レム睡眠の割合は大人になるにつれて減少し、寝ている間に何回も呼吸が止まる睡眠時無呼吸症候群の人はレム睡眠の時間が減少し、一部の睡眠導入剤や抗うつ薬にはレム睡眠を減らす作用があることもわかっています。

　この研究報告だけでは「レム睡眠の割合を増やせば長生きできる」とは言えません。

　しかし、レム睡眠とノンレム睡眠はどちらも重要で、**睡眠サイクルがきちんとした質の高い睡眠が健康に欠かせない**ものであることは確かと言えるかと思います。

第2章　疲れを取り去り、睡眠の質を向上させる

Dr.Hassie will make the world smile!

17 睡眠の質をみるみる上げる 5大ルール

　では、睡眠の質を上げるには、どうすればよいのか。ア メリカ疾病予防管理センター（CDC）は、良好な睡眠を 得るための5つの習慣を推奨しています。

　僕も大いに共感できることばかりなので、解説を加えな がら紹介しておきましょう。

❶ 規則的な就寝・起床時間を決める

　毎日の就寝・起床時間がまちまちな生活を送っていては、 睡眠リズムが乱れ、睡眠の質も低下します。

　日勤と夜勤をくり返すシフト勤務の人はしかたがありま せんが、**就寝と起床の時間をきちんと決め、毎日それを守 ることが大切**。

　睡眠リズムを安定させるには、同じ時刻に起きることが 特に重要です。夜ふかしをした翌朝も、昼まで寝ていても 平気な休日も、極力いつもと同じ時刻に起きること。眠け れば、**その夜は早めに寝て帳尻を合わせればいい**のです。

　シフト勤務の人も、夜勤明けはすぐに寝てしまわず、日 中も普段どおりに過ごし、眠くても短時間の仮眠にとどめ ておくと、夜の睡眠への影響が少なくてすみます。

079

❷ 睡眠に関わる脳内化学物質が増加する、自然光を たっぷり浴びる

　睡眠と覚醒のリズムを調節する脳内物質の代表格が、**脳の松果体と呼ばれる部分から分泌されるメラトニンというホルモン**です。

　朝、起きて光を浴びるとメラトニンの分泌がストップし、体は活動モードに切り替わります。そして、朝の光を浴びてから14〜16時間ほどたって周囲が暗くなると、再び脳内でメラトニンの分泌が始まり、眠気を覚えます。

　つまり、朝シャキッと目覚めるには**起きたらまず寝室のカーテンを開け、自然光を浴びるのが効果的**なのです。

❸ 適度な運動

　たくさん運動した日の夜ぐっすり眠れた経験は、誰にでもあるでしょう。定期的に運動を行うことは、良質な睡眠を得るために欠かせない条件の1つ。

　ただし、心拍数を上げてしまうような運動は自律神経の交感神経を活性化させ、体も興奮状態になってしまうため、睡眠を妨げてしまうことに。**就寝の1〜2時間前は、激しい運動はやめておきましょう。**

❹ 就寝前に人工光を浴びないようにすること

　睡眠を促すメラトニンは夜に向けて分泌が増えていきますが、明るい光を浴びると分泌が停止します。

アメリカのハーバード大学の研究では、**夜に100ルクスの光を浴びただけで、メラトニンが88%も減少した**との報告もあります。トイレの照度基準（室内の全体照明に必要な明るさ）が50～100ルクスですから、100ルクスはやや薄暗く感じる程度の明るさです。

光の中でもとりわけ影響が大きいのはブルーライトで、ブルーライトを含む光を浴びると脳は「昼だ」と勘違いして、メラトニンの分泌を抑制します。

就寝の1～2時間前は、明るい室内照明や、テレビやパソコン、スマホ画面などの人工光をできるだけ浴びないようにすることが、快眠への近道です。

ちなみに、明るい部屋で眠る女性は、肥満リスクが高いことがわかっています。特に、寝室の照明やテレビをつけっぱなしで寝ていた人たちは、暗い寝室で寝ていた人たちに比べて、5年間で体重が5kg以上増える確率が17%高く、肥満リスクは33%も高いという結果に。

睡眠不足や睡眠障害は自律神経や内分泌（ホルモン）系の調節機能を乱れさせ、肥満のリスク因子の1つになります。就寝前や睡眠中に明るい光を浴びると睡眠の質が低下して、肥満になる可能性も高まってしまうのです。

❺ 寝室を涼しく、暗くし、静けさを保つ

安眠には寝室の環境も重要。寝室の温度は、**夏は26～28度、冬は16～21度、湿度は季節を問わず50～**

60%程度が理想的とされています。

　人間の深部体温（体の中心部の体温）は夕方の４〜６時頃がもっとも高く、眠る時間が近づくにつれて徐々に体温が低下して、体がお休みモードへと切り替わっていきます。寝室が暑いと皮膚からの放熱がうまくいかず、体温が下がらないので眠りにつきにくいのです。

　寝室を暗くしたほうがよいのは、前項で説明したとおり。騒音も睡眠の妨げになります。睡眠中は騒音に対して敏感になりやすく、脳は眠っている間も音は聞こえている状態にあるといわれています。運転音が静かな家電を選ぶなど、寝室はできるだけ静かな環境になるように工夫しましょう。

ぐっすり眠れる５つのポイント

① 規則的な就寝と起床

② 自然光をたくさん浴びる

③ 適度な運動

④ 就寝前1〜2時間は人工の光を避ける

⑤ 夏は涼しく冬は寒くない程度の室温を保つ

第2章　疲れを取り去り、睡眠の質を向上させる

Dr.Hassie will make the world smile!

18 睡眠は、運動した自分への ご褒美である

　僕の師匠である先生が高齢者の患者さんたちによく言っていたのが、「睡眠は昼間に頑張って体を動かした人への『神様のご褒美』なんだよ。だから、ちゃんと運動してね」という言葉。これは名言だと思います。

　睡眠の役割は、**起きている間に蓄積した疲労を回復し、エネルギーをチャージする**こと。人間の体は、動いて疲れたぶん、休息をとるようにできています。昼間に活発に動いて疲れた人ほど、夜ぐっすり眠れるのです。

　不眠の悩みで受診される患者さんたちに「運動してる？」と尋ねると、多くの方が「あまりしてないです」と答えます。

　僕は毎回のように「何でもいいから運動をして日中に体を動かせば、よく眠れるようになるよ」とアドバイスするのですが、「眠れないから睡眠導入剤を処方してほしい」と言われるばかりで、なかなか聞き入れてもらえません。

　僕が思う理想の睡眠は、昼間は活発に動き回って、夜は疲れて電池が切れたようにバタンと眠りにつくこと。

　ゲームでいうHP（ヒットポイント）が限りなくゼロに

083

近づくまでエネルギーを消費したほうが、良質な睡眠がとれるのです。

　きちんと食べてエネルギー源を補充し、しっかり動いてエネルギーを消費して、きっちり寝て休んでエネルギーを回復する。そうやってエネルギーをぐるぐると循環させていくことが、最高の体調を実現する最強の秘訣だと思うのです。

　現代人は、頭は疲れていても体は疲れていないので、意識的に運動する必要があります。昼間はできるだけ活発に過ごして、日中の運動量・活動量を増やすように心がけるのがいいと思います。

　3階分くらいの移動であれば、エレベーターやエスカレーターを使わずに階段を利用する。バス停1つ分くらいの距離ならば歩く。電車では座らずに立つ。デスクワーク中も座りっぱなしで過ごさず、休憩がてらこまめに立ち上がって軽く体を動かす。外出したときは、ちょっと寄り道をして歩く時間を増やす。

　ウォーキングや筋トレなどの運動を習慣にするのがベストですが、運動が嫌いでも、そんなふうにポイントをコツコツ積み重ねるようにして、日常生活の中で昼間の活動量を増やしていくことをオススメします。

第2章 疲れを取り去り、睡眠の質を向上させる

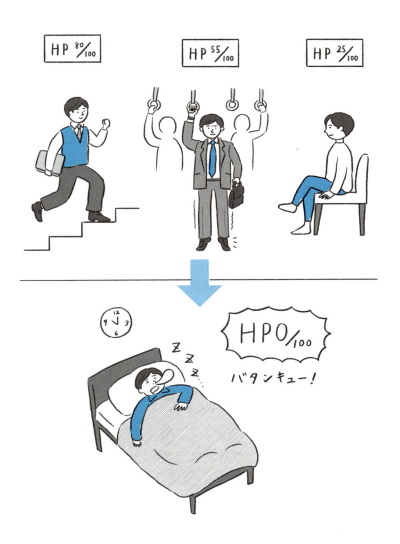

Dr.Hassie will make the world smile!

19 就寝6時間前の行動が 熟睡感をアップさせる

　睡眠の質を上げたければ、夕方以降の過ごし方がカギとなります。繰り返しになりますが、夕食は就寝時間の4～6時間前までに終えるのがベストです。

　夕食から寝るまでの時間は、**よい睡眠へとつなげるコンディションづくりの時間帯**と位置づけて過ごしましょう。

　ゆっくりとお風呂に浸かる、ストレッチなど息が上がらない程度の軽い運動をする、リラックスできるような音楽を聴く……。そんなふうにして、**心身ともにゆったりクールダウンできるような過ごし方が理想**です。

　また、睡眠の質を高めるためには、ブルーライトを発するパソコンやスマホは夕方以降なるべくさわらないようにしたいところ。

　そして、夜の室内照明は暗めにしましょう。住環境研究所と江戸川大学の研究によると、寝る前の2時間を過ごす部屋の照明を50ルクス以下に落とすと、よく眠れて早寝早起きになることが明らかに。

　電球の色は、蛍光灯などの青白い光から、赤っぽい電球色に変更したほうが、早寝早起きの傾向になることがわかりました。

086

第2章　疲れを取り去り、睡眠の質を向上させる

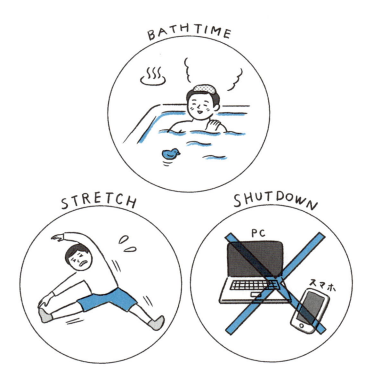

読書や勉強をするには500〜1000ルクスの明るさが必要だとされており、50ルクスはかなり薄暗く感じる明るさです。

　また、夜寝るまでの時間を過ごすリビングや寝室は、ホテルや海外のインテリアのように全体照明を落として暖色系の部分照明を取り入れるのがオススメ。

　寝るときは寝室の照明を消すこと。真っ暗な部屋だと不安になって眠れない人は、夜間用のフットライトを設置するか、カーテンを少しだけ開けて月明りを室内に取り込むとよいでしょう。

　寝る前の時間の過ごし方を見直して、自分なりのナイトルーティーンを見つけてください。

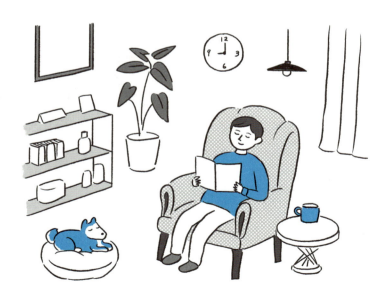

第2章　疲れを取り去り、睡眠の質を向上させる

Dr.Hassie will make the world smile!

20 目薬の使い過ぎ&眼球マッサージはNG

　目が疲れると集中力が低下し、ミスが増えるなど仕事の
パフォーマンスも低下。眼精疲労がひどくなると目だけで
なく全身にも疲れを感じ、頭痛や肩こりなどの不調を招く
こともあります。

　疲れ目解消のために目薬が手放せないという人も多く見
かけます。

　しかし、目薬の使い過ぎには要注意です。あまりに頻繁
に目薬をさしていると、目薬に含まれている成分が目に刺
激となり、**かえって眼精疲労が悪化したり、炎症などのト
ラブルを招いたりする**こともあります。

　ちょっと怖い話ですが、コンタクトレンズを装着してい
る人がコンタクトレンズ用ではない目薬を使っていると、
レンズが溶けたり変質したりすることも。

　目薬は本来、目の病気を治すためのものです。「気持ち
いいから」「目がスッキリするから」というだけの理由で
1日に何回も目薬をさすのは、あまり感心できません。

　目にうるおいと栄養を与え、外界の刺激から目を保護し、

089

微生物の侵入や感染を防ぐ、**天然の最強目薬があります。それは、涙。**

　パソコンやスマホに夢中になって画面を凝視していると、無意識のうちにまばたきの回数が減り、涙の分泌量も少なくなっています。

　目薬に頼るよりも、**パチパチとまばたきをしたり、しばらく目を閉じて目を休めてあげるほうが、涙の分泌が促されて、疲れ目の緩和に役立つ**のです。

　目が疲れたとき、まぶたの上から眼球をぐりぐりとマッサージをする人もいますが、素人が眼球マッサージを行うのは危険！

　眼球はデリケートな器官なので、むやみに圧迫して衝撃を与えると、最悪の場合、網膜剥離を起こして失明してしまう恐れもあります。

　肩こりと同じような感覚で目をもみたくなる気持ちはわかりますが、絶対やめましょう。花粉症の季節はかきむしりたくなりますが、ここはぐっとこらえてください。

　目は、近くのものにピントを合わせるとき、目のレンズにあたる水晶体の厚さを調節する毛様体筋という筋肉が緊張します。

　近くのものをじーっと見つめ続けていると、毛様体筋の緊張が続くことになり、目が疲れてくるのです。

第2章　疲れを取り去り、睡眠の質を向上させる

　したがって、**近くを凝視し続けないことが、疲れ目予防策**になります。

　パソコンやスマホを見るときや読書の際は、1時間に10分くらいの休憩をとり、目を閉じたり遠くを見たりして目を休めるようにしましょう。

実は危険な行動

目薬

1日に何回も差すのはNG。コンタクトの着用中は専用の目薬を使用する。

マッサージ

眼球はとてもデリケートなので、強い力でもむのは危険。

長時間の読書やスマホの操作

近くのものを見続けていると、疲れ目の原因に！1時間に10分は休憩を。

091

Dr.Hassie will make the world smile!

21 スマホを使う時間を「見える化」し体を守れ

　スマホの害については、本書でさんざん述べてきました。スマホの使い過ぎは目が疲れて睡眠に悪影響を及ぼすので、疲労回復の観点からいえば、**目にも脳にも体にもいいことはありません。**

　スマホを見ると、頭が下を向き、背中が丸まって猫背の姿勢になりがちですが、この姿勢は首や肩、背中などの筋肉に負担がかかり、体によくありません。

　しかし、現代人にとって今やスマホは生活に不可欠なツールであることも事実。僕自身も相当なヘビーユーザーで、しょっちゅうスマホをいじっています。

　スマホを1日に何時間以上使っていると健康や体調に悪影響を及ぼすか、という明確な基準はまだありません。

　ただし、「スマホをしょっちゅう見ているな」という自覚のある人は、**無理なくできる範囲でスマホの使用時間を減らしていったほうがいい**と思います。

　そのためには、まず自分が今、どれくらいの時間スマホを使っているのか、**使用状況を客観的に把握することが必要**です。

092

第2章　疲れを取り去り、睡眠の質を向上させる

　多くの機種には、スマホの合計使用時間や、どのアプリ
やサービスをそれぞれ何分、何時間使用したかがわかる機
能がついています。スマホの使用状況を確認できるアプリ
もあります。

　こうした機能やアプリを利用して、自分の使用状況を「見
える化」すると、たいていの人は「自分は1日に1時間も
スマホを見ているのか……」などと愕然とするはずです。

　自分のスマホの使用状況がわかったら、次に、削減目標
を決めましょう。

　1日に合計1時間スマホを見ている人ならば、30分に
減らす。「電車での移動中はスマホを見るのをやめて文庫
本を読む」など、使用シーンを制限するのもいいアイデア
です。

　睡眠への悪影響を考えると、「夜10時以降はスマホを見
ない」といった夜間禁止ルールを設定するのがいいと思い
ます。

「スマホなしでもけっこう楽しく過ごせるな！」という成
功体験が、あなたをスマホ依存から救い出してくれるはず
だ‼

093

Dr.Hassie will make the world smile!

22 夕方以降のカフェイン摂取は不眠を加速させる

　朝の目覚めに、食後の一服に、仕事の合間に、コーヒーブレイクが生活の中で大事なアクセントになっている人は多いでしょう。

　コーヒーに含まれるカフェインには、**脳を覚醒させる作用や、交感神経を刺激する興奮作用、疲労感を軽減させる作用、利尿作用**などがあります。

　コーヒーと健康の関係については世界中で多くの研究が行われており、「1日1杯以上の摂取で死亡率を改善する」「1日4杯のコーヒー摂取で体脂肪が減少する」といった報告のほか、脳卒中や心臓病、糖尿病、動脈硬化などの予防に役立つとの研究報告もあります。

　カフェインは眠気を覚まして頭をシャキッとさせるので、集中力を高めて仕事をバリバリこなしたいときには最適ですが、飲む時間帯には注意が必要です。**夜までカフェインが体に残っていると、なかなか寝つけず、睡眠の質が低下してしまう可能性があります。**

第2章　疲れを取り去り、睡眠の質を向上させる

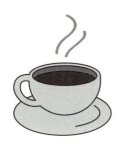

カフェインの摂り過ぎ ＝ 睡眠の質の低下

コーヒーは就寝4～6時間前で
飲むのをストップしよう！

　体内に入ったカフェインが分解されて体外へ出ていくまでの時間は、摂取した量や、その人のカフェイン分解能力によっても違いますが、**体内のカフェインの量が半分になるまで、だいたい4～6時間かかる**とされています（これを半減期と言います）。

　体内にカフェインが残っている間は、脳の興奮が続いていることになります。
　夕方以降にカフェインを摂取してしまうと、脳が興奮して夜になってもよく眠れず、睡眠不足で翌日の活動に影響が出てしまうことになりかねません。
　コーヒーを飲むのは朝から日中までにして、**夕方以降はノンカフェインの飲み物をとるのが賢明**です。

また、エナジードリンク、コーラ飲料、紅茶、煎茶、ウーロン茶などにもカフェインは含まれています。
　夜よく眠れない人は、こうしたカフェイン入りの飲み物を夕方以降に飲み過ぎていないか、一度チェックしてみましょう。

第2章まとめ　CHECKPOINT

- 1時間以上の長い昼寝は厳禁
- 寝る前にブルーライトはなるべく浴びないこと
- 就寝4〜6時間前からカフェインの摂取は控える

第3章

ストレスから
解放され、
活力がみなぎる

Dr.Hassie will make the world smile!

Dr.Hassie will make the world smile!

23 負荷が桁違い！2種類のストレス

　ストレスは、体調やメンタルにも悪影響を及ぼします。「ストレスは万病の元」とはよくいわれていますが、その分類はいろいろあります。僕はざっくり**「物理的ストレス」と「精神的ストレス」の2種類**に分けて考えています。

　物理的ストレスとは、寒さや暑さ、湿気、騒音や振動、光、悪臭など、おもに外界の環境によってもたらされるストレスのことをいいます。

　精神的ストレスとは、不安、怒り、緊張、悩み、焦り、苦しみ、悲しみなどの個人的な心理状態のこと。病気によって感じる痛みや、仕事によって感じるストレスも、精神的なストレスに含みます。物理的なストレスも精神的なストレスも、どちらも「生きづらくなるもの」と考えるとわかりやすいでしょう。

　現代人が抱えるストレスのほとんどは、精神的ストレスだと思います。僕がオンラインライブを開催したとき、参加者の人たちに「皆さんの抱えるストレスはどっち？」と質問したところ、全員が「精神的ストレス‼」と回答していました。そこで、本書でも精神的ストレスへの対処法を

ストレスは心理状態と外界の環境に左右される

物理的ストレス　疲労、睡眠不足、気温や湿度、体の痛み、騒音や振動、光、悪臭など

精神的ストレス　不安、怒り、緊張、悩み、焦り、苦しみ、悲しみなど

中心に論じていきたいと思います。

　まず、**自分について深く理解する必要があります。**何をストレスと感じるかは人それぞれですし、人によってストレスの受け止め方も違います。

　同じストレスフルな状況下にあっても、大したストレスと感じない人や、問題を上手に回避できる人もいれば、重く受け止めて、心も体もヘトヘトに疲れ果ててしまう人もいます。

　また、今自分が抱えているストレスに対して自分はどう対処したいのか？　ということも重要です。ストレスから逃げたいのか、ストレスを減らしたいのか……。そのあたりも考えながら読み進めていってください。

Dr.Hassie will make the world smile!

24 人間関係の悩みを今すぐ消す

　精神的ストレスのほとんどは、人間関係から生じます。家族、友人・仲間、恋愛・結婚、職場・学校など、いろいろな人間関係の中で僕たちは生きています。

　相手の態度や発言にイラッとしたり、相手との関係がうまくいかず悩んだり、他人と自分を比べて落ち込んだりと、**人間関係の中でさまざまなネガティブな感情を味わいます。**

　その一方で、**喜び、幸せ、愛情、信頼感、満足感、自信といったポジティブな感情も、人との関係の中から生まれます。**

　ストレスをもたらすネガティブな感情を減らし、元気をくれるポジティブな感情を増やしていくことが大事です。

　では、人間関係のストレスを減らすには、どうすればいいのか。まず、自分をよく知ることからスタートしましょう。

　対人関係のどんな場面で、自分がイライラするのか。悲しくなるのか。つらくなるのか。自分は他人からどんな人だと思われたいのか。相手にどんな人であることを求めて

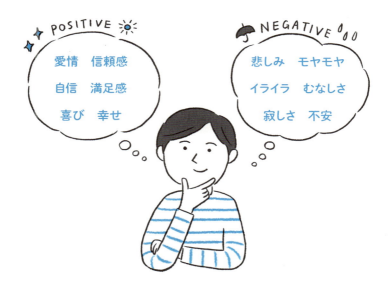

いるのか。これまで自分が経験した人間関係を振り返り、自己分析をしてみます。

　人間関係で自分がストレスを感じやすい場面や状況がわかったら、次は、どうすればそれを減らせるかを考えてみます。

　たとえば、他人から何か頼まれると断れなくてドツボにはまってしまうパターンの人であれば、うまい逃げ方、断り方を考えてみる。

　次に同じような状況を迎えたら、自分が考えた対策を実行する。

　そうやってトライ＆エラーをくり返し、自分なりの人づ

きあいのコツをつかんでいってほしいと思います。

　それと、**相手をよく知ることも大切です**。人それぞれ物事に対する見方や考え方が違い、価値観も違います。

　人間関係でストレスを感じる原因は、単に相手と性格が合わないだけではなく、**お互いの価値観が違うせい**だったりします。

　実際の人間関係を通して、いろんな価値観を持った人がいるということを学ぶのも、人間関係に強くなるために大切です。

　自分について深く理解するには、精神科や心療内科のカウンセリングでも用いられている「交流分析」という方法も有益です。

　交流分析の目標は**「自分の状態を知ることで、人間関係を今よりもよい方向に修正していくこと」**で、自分のトラブルへの対処の方法をパターン化して分析します。

　家族や親しい友人と「人間関係でストレスを感じるのはどんなとき？」「どうやって対処している？」というテーマで話し合ってみるのもオススメ。

　お互いの理解が深まるだけでなく、人間関係のストレスを減らすヒントも得られるでしょう。

第3章　ストレスから解放され、活力がみなぎる

Dr.Hassie will make the world smile!

25 ストレスが激減する 口癖の魔法

　どんなタイプ・性格の人がストレスをためやすいのか。**医学的にはすでに答えが出ています。**ずばり、完璧主義の人、真面目で几帳面な人、責任感が強い人、我慢強い人がストレスをためやすいタイプです。

　そして他人から何か頼まれたら嫌と言えない人、人に意見したり、自分の意見を言ったりするのが苦手な人、人からどう思われているかが気になる人も同様です。

　心配性で、細かいことが気になる人、正義感が強い人、せっかちでイライラしやすい人なども、ストレスを抱えがち。

　ストレスをためやすい性格の人は、自分の性格を変えるべきなのか。答えはNOです。性格を変えるなんて無理だし、どんな性格にもいい・悪いはないからです。

　たとえば、完璧主義だから仕事のクオリティーが高く、周囲から信頼されてやりがいのある仕事を任せられた、というふうに自分の長所や強みになっていることも多いでしょう。では**何を変えるべきなのかというと、行動**です。

　自分の性格をよく理解したうえで、ストレスをうまくかわせるような行動パターンに変えていくことが必要です。

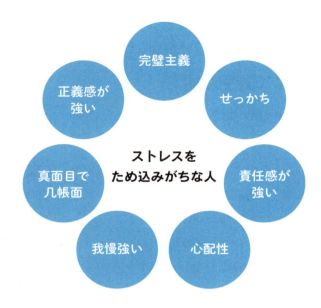

　たとえば、完璧主義の人だったら、**一度にたくさんの仕事を抱え込み過ぎない**ようにする。ノンリミットで仕事をしないように、残業は極力せずに、早く帰って夜はしっかり休む。ストレスをため込み過ぎないようなルールを決めて、それを実行するのです。

　ただ、これがなかなか難しいのも事実。患者さんにアドバイスしても、「いや、私は完璧主義じゃないです」と、本人は完璧主義であることを認めなかったりします。「まだまだです」なんて言う。

　「自分はまだまだ」と言うこと自体、自分に厳しい証拠なのですが……。まだまだ頑張らなくちゃいけないと思って

第3章　ストレスから解放され、活力がみなぎる

自分をどんどん追い込んでいき、最後はストレスと疲労が限界に来て、うつになってしまうのです。

だから、自分を客観視することや、人の意見に耳を傾ける柔軟性、人の意見などを参考にして「そういう見方や方法もアリかな」と、**自分の考え方の視点を変えてみることも重要**だと感じています。

ストレスを受けると、怒りや不安、イライラ、悲しみなどネガティブな感情を味わいます。今自分が味わっている嫌な感情を変えるには、どうするか。これも、**行動を変えるのが一番の早道**なんです。

僕たちは何か行動をして、その行動の結果として感情が生まれます。行動を変えれば、自分が経験する出来事（見て聞いて感じること）も変わり、人間関係であれば相手の反応も変わるので、自分の感情も変化するのです。

感情は無意識のうちにわき上がってくるものなので、自分で感情を選んだりコントロールしたりしようと思っても、なかなか難しい。でも、行動であれば自分の意思で変えることができます。

行動を変えるといっても、ささいなことでOK。僕がよく患者さんにアドバイスするのは、**口癖を変える**こと。「でも……」と話し始めるのが口癖の人に「とりあえず最初の一言目は必ず**『ありがとうございます』**と言うことにしましょう」と助言すると、人間関係の不満やイライラが

105

激減します。

「ありがとうございます」から会話を始めると、相手の言うことを否定するのではなく、まずは受け入れてみようという気持ちになる。「ありがとう」と言われた相手も気持ちよくなるので、コミュニケーションも円滑になる。その結果として、本人が味わう気分や感情も変わり、人間関係のストレスが減るわけです。

　小さな行動を変える例としては、**自宅から最寄り駅までの道をいつものルートとは別の道に変えてみる**のもオススメ。実験のつもりでいろんなアイデアを試してみましょう。

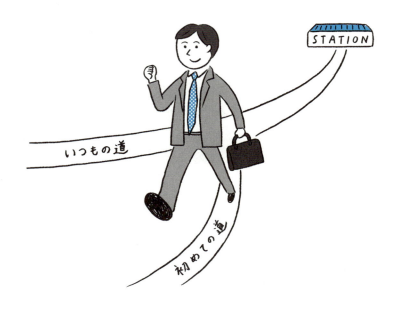

第3章　ストレスから解放され、活力がみなぎる

Dr.Hassie will make the world smile!

26 気分転換には、脳と五感を刺激せよ

　ストレス解消には気分転換が大事。脳のしくみから見た効果的な気分転換のコツが２つあるので、紹介しておきましょう。

❶ 脳の違う部位を刺激する

　脳は神経細胞の集まりで、電気信号を発して情報をやりとりしています。そして脳は「機能局在」といって、ある程度エリアごとに働きが分かれています。

　思考を担当する領域、記憶や言語を司る領域、体を動かす指令を出す領域、喜怒哀楽の感情表現に関わる領域、目から入ってきた視覚情報の処理と解析を行う領域、という具合にエリアごとに担当が分かれていて、互いに連携して働いています。

　ストレスを受けると、何とかそれを解決しようとして、同じことばかり考えてしまいます。

　思い出したくないのに、嫌な経験がふとした瞬間にフラッシュバックしては不快な気分を何度も味わったり。このとき、脳の中では同じ回路にずーっと電気信号がビリビリ走っているわけです。

107

この状態を変えるには、脳のほかのエリアを使うようなことをするのが効果的。

たとえば、**体を動かしたり、手を動かしたり**する。すると、その動きを担当する脳のエリアの活動が高まり、それまで頭の中をグルグル回っていた思考や感情が途切れて、ほかのことに注意が向くわけです。

じっとしたままでいるよりも、体を動かすほうが気分転換できます。スポーツをしてもいいし、掃除をするというのもいい。**体を使う作業がオススメ**です。

❷ 五感をいじくる

人間の脳は、目や耳などの感覚器官を通じて外界の情報を取り入れています。

感覚情報は、目からの視覚、耳からの聴覚、舌で感じる味覚、鼻で感じる嗅覚、皮膚が感じる触覚と温痛覚の5種類くらい。

感覚情報は瞬時に、ダイレクトに気分や感情を左右します。気分転換をしたければ、五感の情報をいじくるのが早道でしょう。

目に心地よいものを見る、好きな音楽を聴く、おいしいものを味わう、いい香りをかぐ、肌ざわりのよい衣服を身に着ける、いい湯加減のお風呂に浸かる、モフモフのワン

コをなでる。それだけで気分は瞬時に上がります。

　公園で食べるおにぎりがおいしかったり、おしゃれなカフェだとなぜか仕事がはかどったりするのも、**普段と違う環境で五感の感覚情報が変わるから**です。

　これらを考えると、**散歩が最強の気分転換**かもしれません。
　全身を動かして脳のいろいろな部位を刺激するうえ、目に入る情報が刻々と変わり、五感を心地よく刺激するからです。

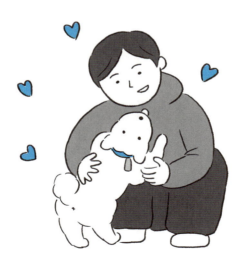

反対に、ストレス時の気分転換の方法としては、オスス メできないものもあります。

　それは、**お酒やタバコ、甘いものや激辛料理など刺激の 強い食べ物、ゲーム、ギャンブル**など。

　これらは脳に強烈な刺激と興奮、快感をもたらし、スト レス解消効果は抜群です。でも、だからこそ怖い面もある。 ストレスのはけ口に使うと、イライラしたらタバコが吸い たくなる、タバコが吸えずに余計イライラするという具合 に、それなしではストレスを解消できなくなり、依存症に つながってしまうのです。

　これらは時間や量の上限を決めてやるか、メンタルが安 定しているときのお楽しみにとっておくのが賢明です。

　依存するなら、運動に依存しましょう。「イライラした からちょっと散歩してくるわ！」「ムシャクシャするから 筋トレでもやるか」なんて最高です。

　お金もかからず、気分がスッキリして、体も健康になる。 一石三鳥ですね！

第3章　ストレスから解放され、活力がみなぎる

Dr.Hassie will make the world smile!

27 問題を処理しまくると 必然的にストレスに強くなる

　人は、さまざまな経験を重ねて強くなります。ストレスに対しても同じ。**さまざまなストレスを経験し、それを乗り越えることでストレスに強くなれる**のです。

　ゲームでたとえると、運動や食事は体を強くして自分のHP（ヒットポイント）を増やす手段だとすれば、ストレスを乗り越えることはMP（メンタルポイント）をアップさせ、ストレス耐性（ストレスに耐える力）を高めてくれます。

　僕自身の経験を紹介したいと思います。大学浪人が決まった18歳の春、僕は「経済的に自立したい」と考えて、予備校通いと同時に夜の街関連のバイトを始めました。

　ところが、バイト先がとんでもないブラック企業で、新入りの僕は従業員全員からめちゃくちゃいびられて、あらゆる雑用を押しつけられたのです。

　少しでもミスをすると殴る蹴るの暴行を受け、時給から罰金が差し引かれ、体力もメンタルもズタズタに。

　しかも日中は勉強、夜はバイトで寝ていないから、まともに思考が働かない。バイト先スタッフの暴言が心にグサグサ突き刺さり、「このまま医学部に合格できなかったら

111

どうしよう……」と頭の中はネガティブ思考一色に。

「もう限界。ここから逃げなきゃ！」と決意して、4カ月でバイトをやめたのです。

この経験での教訓は「無謀なことはするな」「今やるべきことに集中せよ」です。初めてのバイトや、職場のいじめ、下僕のように扱われることのつらさを知り、自分の体力やメンタルの限界もわかりました。**「つらかったら逃げてもいい」**ということも学んだのです。

ずっと勉強ひと筋できた人は、試験のストレスには強いけれど、自分が経験したことのない仕事や職場の人間関係のストレスには弱いかもしれません。いろんな種類のストレスを経験して、**自分でその対処法を見つけていく**ことが必要です。

同じ経験をした人の意見を聞いたら参考になった、友達に相談したら気持ちが楽になった、情報を集めたら役に立ったなど、苦労しながらストレスを克服する過程で、解決策として使える手持ちの武器の選択肢も増えていくはず。ストレス経験の中から、自分の弱点や課題が見えてくることも。それを克服すれば、もう一段階大きく成長できるでしょう。ストレスを乗り越えた成功体験はもちろん自信につながるし、たとえ失敗したとしても、その経験が次の挑戦に役に立つと思います。

そう考えると、ストレスは悪いことばかりではなく、自

分の成長の糧となってくれることもあるでしょう。ときにはストレスに立ち向かうことも大切。

ただし、無謀な挑戦はやめておきましょう。「自分にはちょっとハードルが高いかな？」と思うくらいのストレスと闘って、**少しずつストレス耐性を高めていけばいい。**

人がどんなときに大きなダメージを受けるかというと、それまで経験したことのない出来事に遭遇したとき。

これは自分のキャパシティーを超えているなと判断した場合には、**無理をせず撤退するのも有効な手段**だと覚えておきましょう。そのうえでいろいろな経験を積んで、ストレス耐性を身につけておくということは、現代社会を生きるうえではとても大切かもしれません。

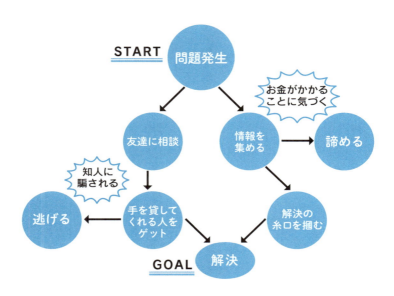

Dr.Hassie will make the world smile!

28 正しい休息の第一歩は ストレスの元から離脱すること

　ストレスは心を疲れさせますが、医学的には「心の疲れ」は意外と明らかになっていないことが多くあります。血液検査をしてもわからないし、レントゲンなどにうつるわけでもない。

　特に、我々日本の医師が学んでいる西洋医学には、心の疲れを客観的に示す指標はないと思います。

　心の疲れは、おそらく精神的ストレス、過度な緊張状態の持続（嫌な職場や苦手な人とコミュニケーションをとらなければならないなど）、本人のストレス耐性の強弱が関係していると思います。

　心が疲れてくると、**楽しいことも楽しく感じられなくなったり、心も体もだるくて何もやる気がわかなかったりと、心が死んだような状態**になります。

　もし、そうなったら赤信号。ストレスと闘ってはいけません。

　まず第一に、心が疲れているときは、**ストレスから逃げて、休んで、HPとMPが回復してから対策を考える**こと。

心が疲れているときに何とかしようともがいても、ほぼ失敗します。

失敗すると「やっぱり自分はダメだ」と落ち込んで、さらに心が疲れます。

そうやって心の疲れは一度たまり出すと雪だるま式に増えていく一方なので、まとまった休みをとってしっかり休養しないと、なかなか回復しないのです。

けれども、心が疲れ果ててうつ病になっても、まだ「頑張らなくてはいけない」と考えてしまう人が少なくありません。

患者さんは「先生、お薬だけください。仕事にも行きたくないんですけど、休めないんです。休むと周りに迷惑がかかるから」なんて言います。

そんな患者さんには、僕は「今まで頑張ったんだから、少し休憩するのも周りの人のためだよ」と、休むように全力で説得します。

「職場には僕から電話をかけてあげるよ。診断書も渡してあげるから、これが武器だ」と、休みを取る手はずを整えたうえで、最後に「今日はまっすぐ家に帰って、ひとまず寝ること。約束ね！」と声をかけて送り出します。

日本人には「休むこと＝悪いこと」というイメージが強いように感じますが、もう限界だと思ったら、しっかり休

ハッシー流の心の休ませ方

① 布団にくるまって早く寝る！

眠気がなくてもOK

② 家でゴロゴロする！

仕事のことは一旦忘れる

まなくちゃいけない。

うつになったのは頑張った人だから、それ以上頑張ろうとせず、まずは休むことが必要です。

眠れなくてもいいから、布団に入って寝る。家でゴロゴロする。たっぷり休んで、体も心も元気になったあと、また頑張りたかったら頑張ればいいし、頑張らなくてもいい。ストレスから逃げる勇気、休む勇気、嫌われる勇気も必要なんです。

第3章　ストレスから解放され、活力がみなぎる

Dr.Hassie will make the world smile!

29 親友がいることで、ストレス値は激変する

　ストレスがたまってどうしようもなくムシャクシャした
とき、僕は大学時代からの親友に電話をかけます。「ちょっ
と聞いて、藤戸くん」「なんだよ」という感じです。

　僕がガーッと愚痴をこぼし出すと、彼は「うんうん」と
聞いてくれる。たまに「そんなことあるよね」と返してく
れる。が、相槌のタイミングがちょっとずれたりする。理
由はわかっている。彼は絶対、オンラインゲームをしなが
ら僕の話を聞いている。

　でも、僕にとっては藤戸くんが最強だと思っています。
下手に話の腰を折ったり説教したりせず、僕の話をただ聞
いて、肯定してくれるからです。

　ゲームをしながら適当に聞き流してくれるのも、気分的
に負担にならなくていい。ひとしきり話してスッキリした
ら、「じゃあね」と電話を切る。すると、僕はモヤモヤが
晴れて夜ぐっすり眠れるわけです。

　こんなふうに、嫌なことがあった日でも、家に帰ってそ
のことを話せる相手がいれば、気持ちが楽になるでしょう。
家族でも友達でも恋人でもいい。藤戸くんみたいに聞き上

117

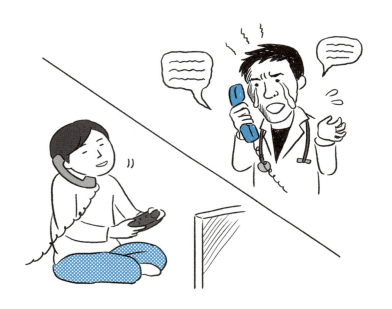

手な人なら、なお最高です。

　ポイントは、自分のことをよく理解してくれている人に電話すること。反対に、**理解のない、言い返してくるような人に電話すると、ストレスが減るどころか増える**のでたとえ親友であっても要注意。

　電話はアナログなコミュニケーションのように思えるけれど、LINEやメールにはないよさがあります。人に話してアウトプットすることで、自分のストレス経験やそのときに感じた気持ちを客観視することができます。

　話しているうちに気持ちが落ち着くだけでなく、自分で

解決策に気づくことも。**単なるストレス解消ではなく、前向きな行為**なのです。

本当に自分のことをわかってくれる人、弱みも含めて自分をさらけ出すことができ、本音でつきあえる親友を作りましょう。

人間関係はストレスの原因にもなりますが、自分を支えてくれる仲間とのつながりは、自分を強くしてストレス対処能力を高めてくれます。

友達になるコツは1つだけ。「仲良くなりたいな」と思う人がいたら、とにかく相手のいい部分を探す！ **ほめてほめてほめまくる。** これにつきます。

アナログなコミュニケーションもいい

電話のメリット

・気持ちが落ち着く
・自分を客観視できる
・解決策が見つかる
・前向きになれる

友達でも、意見や考えが異なる人を選ばないのがベター

Dr.Hassie will make the world smile!

30 モチベーションを維持する 動物脳の切り替え方

　ストレスは、僕たちの中にある「動物の脳」と「人間の脳」との闘い、葛藤によって生まれることもあります。

　人間の脳は、ざっくり分けて３層構造になっています。コアにあるのが、生命維持のための脳。脳幹と呼ばれる場所で、**呼吸、睡眠、心臓の拍動など生きるうえで欠かせない基本機能をコントロール**しています。次章で説明する自律神経の中枢も、この脳幹にあります。

　脳幹の上にあるのが、大脳辺縁系と呼ばれる部分。ここは、**恐怖、不安、怒り、悲しみ、喜びといった情動（本能的で激しい感情）や、食欲、性欲、睡眠欲、意欲などの本能を司る「動物的な脳」**です。

　そして、大脳辺縁系を包むように脳の表面をおおっているのが、大脳新皮質。哺乳類に進化した発生学的に新しい脳で、特に人間の脳では大きく発達しています。

　大脳新皮質は思考の中枢で、合理的で分析的な思考や、理性的な判断、言語機能などを司っています。これが「人間的な脳」です。

「食べたいけどダイエット中だから食べちゃダメだ」「超

第3章　ストレスから解放され、活力がみなぎる

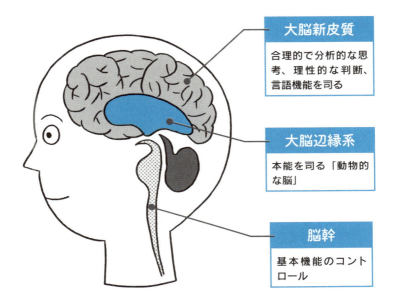

ムカつくけどここで怒鳴ったら場の雰囲気を壊すから我慢しなきゃ」などと思っているときは、**動物脳と人間脳が熾烈なバトルを繰り広げています。**

結局、ほとんどの場合は人間脳が勝利して、そのおかげで理性的な言動ができているわけですが、いつもいつも動物脳の欲求を抑えつけていては、**フラストレーションがたまり、最後にはストレスが爆発してしまいます。**

冷静で理性的にふるまうことは社会生活を営むうえで大事なことですが、気づかないうちに少しずつ僕たちのＨＰを削っています。

なぜなら、それは**生きるために必要な動物脳の活動に制**

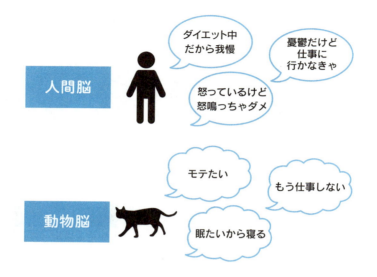

限をかけ、生命維持の脳の働きにまで影響を及ぼしてしまう行為だからです。

　だから、ときには理性のリミッターを外して、素直に動物脳の欲求に従うことも大切です。好きなだけ寝る、好きなものを好きなだけ食べる、思い切り笑い、泣きたいだけ泣く。やりたいことを思い切りやると、生きる力が回復し、元気がわいてきます。

　僕たちが仕事や勉強で成果を出すために必要な**モチベーションも、実は動物脳の管轄**。「モテたい！」「これが完成したらスゲー楽しいはず」といったプリミティブな情動が、

意欲を支えているのです。

そこにブレーキをかけるのが、「失敗したらどうしよう？」「実力不足だから挑戦するのはまだ早い」といった人間脳の思考。

モチベーションを上げるには、**意図して理性のコントロールを取り除き、自分の根源的な欲求に忠実になること**が大事だったりします。

動物脳の欲求が満たされると、無条件に幸せになれる。つまり、理性を捨ててアホになれば幸せになれる、というわけ。

動物を見習うなら、ネコがいいかもしれません。イヌは飼い主の顔色をうかがい、命令に従ってくれたりするので、ちょっと人間的。

その点、ネコは眠くなれば寝て気が向けば遊んでくれる。自分がその気にならなければ、いくら飼い主が呼んでも無視して延々とグルーミングをしている。究極のマイペースと言えるでしょう。

他人に気を使い過ぎて疲れている人や、人から嫌われるのが怖くて自分の思ったままにふるまえない人は特に、素のままに生きてみよう。きっとストレスが軽くなるぞ!!

Dr.Hassie will make the world smile!

31 ハッシー流の 究極のマインドフルネス

　人間だけが、過去を振り返って後悔し目の前の現実から目を背け、将来におびえて不安を感じます。

　僕たちにとって確かに存在しているのは「今この瞬間」だけ。過去の失敗をクヨクヨ後悔しても、未来のことを心配しても、増えるのは悩みとストレスばかりです。

　前項で僕が「ネコを見習って本能で生きてみよう」と書いたのも、動物は「今この瞬間」だけを生きているからです。**「今この瞬間」に意識を集中して全力で生きれば、過去と未来を思い悩む、というストレスが消える**のです。

　みなさんは「マインドフルネス」という言葉を聞いたことがありますか？　これは1979年にアメリカのマサチューセッツ州立大学医療センターに導入されたストレス低減プログラムで、仏教の禅の教えやヨガをベースにした瞑想・呼吸法です。

　慢性疼痛、心身症、摂食障害、不安障害、気分障害などの治療に用いられてきました。

　近年は日本のビジネスマンの間でもメンタルコントロー

マインドフルネスで捨てられるもの

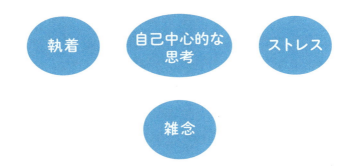

ルの方法として注目されています。

　マインドフルネスが目指す境地は「今を生きる」こと。今起こっていることをありのままに体験し、自分や他人に評価を加えず、ありのままに受け入れる。自己中心的な思考から脱し、何事にも執着しない。そうしたマインドフルネスな生き方ができれば、ストレスを軽減し、良好な精神状態を保つことができるとされています。

　オーストラリア・フリンダース大学の研究チームは、18〜86歳の男女623人を対象に、マインドフルネスに関するオンライン調査を行いました。

すると、若者に比べて、高齢になるほどマインドフルネスの特性が強まっており、**マインドフルネスな人は身体的・精神的・社会的に良好な状態である**ことがわかりました。

　研究チームは「人は人生経験を積み重ねるにつれて、マインドフルネスを自然に身につけている可能性が示唆された。このことは加齢に伴って生じる課題を克服し、前向きな感情を生み出すのに役立つ」と報告しています。

　要は「今を生きる」ことが、現在抱えているストレスの軽減につながるだけでなく、**年をとってからも健康で幸せに生きられる近道**というわけです。

　次章で、マインドフルネスを体感する僕流の瞑想法を紹介するので、ぜひ参考にしてください。

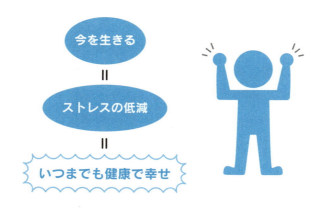

第3章　ストレスから解放され、活力がみなぎる

Dr.Hassie will make the world smile!

32 芸術活動を積極的に行うと長生きする

　美術館やコンサートに行くといった芸術に親しむ活動が、長生きにつながる可能性があると指摘されています。

　イギリスのユニバーシティ・カレッジ・ロンドンの研究チームが50歳以上の住民6710人を約14年間追跡したデータを解析したところ、芸術活動（美術館、アートギャラリー、展覧会、劇場、コンサートやオペラに行く）を1年に1～2回行う人は、**まったく行わない人に比べて死亡リスクが約14％低下。芸術活動を2～3カ月に1回行う人では、なんと死亡リスクが31％も低い**という結果が出たのです。

　芸術にふれる機会を増やすことで、精神的な幸福度が高まるだけでなく、**外出に伴い運動量が増えたり、共通の趣味を持つ仲間や友人ができたりと波及効果がたくさんありそう**です。

　コンサートや演劇を観て感動し、元気が出て「私も頑張ろう!!」と生きるパワーをもらえることもあるでしょう。そうしたさまざまな要因が相まって、死亡リスクの低下につながっていると考えられます。

　日本は、アメリカ、ドイツに次いで世界3番目に美術館

が多い国だそう。デパートなどでも写真展、生け花展、伝統工芸展などさまざまな企画の展示会が定期的に行われているので、買い物ついでに気軽にのぞいてみることもできます。歌舞伎や能、文楽、狂言、落語などの伝統芸能にふれるのもよさそうですね。

　アートのある生活は、心も豊かになる。若いうちから本物にふれておけば、教養あふれるシニアになれるでしょう。芸術といっても、堅苦しく考えなくて大丈夫。オペラだって、僕たち日本人には難解で高尚なものに思えるけど、ヨーロッパの人たちにとっては娯楽のひとつだったはず。
　自分なりに「これ好きかも」と感じたものを自由に楽しめばOKなので、ぜひトライを！

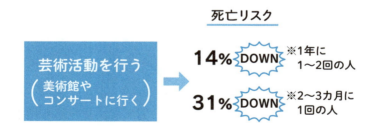

日本は世界で３番目に美術館が多い国！

第3章　ストレスから解放され、活力がみなぎる

Dr.Hassie will make the world smile!

33 花を見るだけで ストレスホルモンが減少

まぶしい光やコントラストの強い色の組み合わせは、目に刺激が強く、脳にストレスを与えます。過敏な人は、気分や体調が悪くなってしまうことも。

何を見るか、という視覚情報の内容も、心身に影響を及ぼします。大嫌いな上司の顔を見ているとストレスを感じるし、大好きな憧れの人を見かけたら、それだけでちょっと幸せな気分になったりする。

ぼんやりと海を眺めるうちに心が落ち着いたり、緑豊かな公園を散歩して気分がスッキリしたりと、自然の風景にいやしを感じる人は多いでしょう。

なぜ、自然の風景を見ると心がやすらぐのか。脳の中ではどんな変化が起きているのか。農業・食品産業技術総合研究機構の研究チームが、花のいやし効果を科学的に検証した興味深い研究成果を報告しています。

この研究では、まず、平均年齢24.4歳の男女35人を対象に、花の画像を見た前後の血圧や気持ちの変化を調べました。最初に不快な画像（事故場面、ヘビや虫などの画像）を6秒間見せてストレスを与え、そのあとに花の画像

129

を6秒間見せました。すると、花の画像を6秒間見ただけで、不快な画像を見て上がった**血圧が低下し、ネガティブな感情（恐怖や嫌悪感）が減少、ポジティブな感情に変わった**のです。

続いて、平均年齢21.6歳の男女32人を対象とした実験では、ストレスホルモンであるコルチゾールの変化を調べた結果、不快な画像を見たあとに花の画像を見ると、**ストレスで上昇した唾液中のコルチゾール濃度が低下することが確認**されました。

さらに、ｆＭＲＩ（機能的磁気共鳴画像法）を用い、花の画像を見たときの脳活動を詳しく調べました。すると、

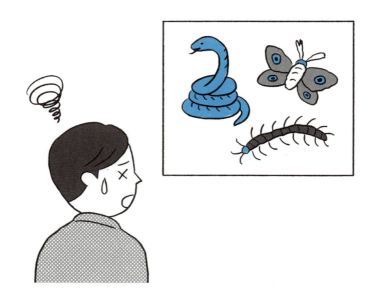

花の画像を見ると、扁桃体から海馬にかけての活動が低下することが判明。扁桃体は不安や恐怖などの情動に深く関わり、海馬は記憶に関与する脳の領域です。

つまり、花の画像を見ることで、不快な画像の記憶やネガティブな情動が抑えられたのです。この結果から、研究グループでは「花の画像がストレス軽減に有効であることが明らかになった」と結論づけています。

わずか数秒間、花の画像を見るだけでストレスが軽減されるならば、これを活用しない手はありません。パソコンの壁紙やスクリーンセーバー、スマホの待ち受け画面に花や自然の画像を使ったり、デスクの脇に花や観葉植物を飾ったりするのもよさそうです。

もう１つ、この研究から言えるのは、不快な画像をたった数秒間見ただけで、生理的・心理的なストレス反応が引き起こされるということ。

何を不快と感じるかは人それぞれですが、自分が気持ち悪い、嫌だ、グロテスクだと感じるような刺激の強い画像や映像は、できるだけ目に入れないほうがいいでしょう。特に寝る前は、ストレスになる画像や映像が不意に出てくる可能性のあるスマホは要注意です。

Dr.Hassie will make the world smile!

34 認知機能の改善なら、ドラムを演奏してみよう

　音楽のよさについては2500年前の古代ギリシャ時代からいわれてきました。「万学の祖」と讃えられる哲学者アリストテレスは「魂が恍惚となるような音楽を聴くと、あたかも医療的処置を施したかのように心身が正常な状態に戻る」と、音楽の効能を説いています。

　音楽の健康効果については多くの研究がありますが、最近、理化学研究所の研究チームが「**認知症でも大勢でドラムを叩く体験を楽しむだけで、認知機能が改善する可能性がある**」という研究報告を発表しています。

　この研究では、特別養護老人ホームに暮らす高齢者46人を２つのグループに分け、週３回、１回30分のドラム叩きセッションに参加するグループと、普段どおりに過ごすグループを比較しました。

　ドラム叩きを行ったグループでは認知症スコアの点数が上がったのに対し、普段どおりに過ごしたグループでは点数が低下。ドラム叩きに参加したグループは、上肢の身体機能にも向上が見られました。

　ドラムを叩くことは腕や手首をリズミカルに動かす運動

132

になり、みんなでドラムを叩く共同作業を経験できることから、認知症の改善プログラムとして有望視されています。

フルセットのドラムを叩いたり、足でリズムをとることを加えたりすれば、両手・両足で別々の動きをすることになるため、より脳トレ効果が高まります。

ドラムを叩くとスカッとするので、ストレス解消にも最適。高齢者だけでなく、すべての日本人にドラムをすすめたい！　全身を使って打つ和太鼓も運動効果が高いので、オススメです。

また、アメリカのペンシルベニア大学で行われた研究によると、手術を受ける前の患者に音楽を３分間聴かせたところ、**術前の不安が軽減**されたといいます。音楽による不安軽減効果は、術前に鎮静薬を投与された人たちと同程度でした。音楽が人の気持ちを落ち着かせ、リラックスさせる効果は、薬に匹敵するということです。

全身麻酔が効いた患者さんたちは気づいていませんが、実は、**手術室で音楽を流している**ところも少なくありません。

曲はまちまちで、チームリーダーを務める執刀医の好みで決められることが多いみたいです。手術に携わるスタッフの気持ちを落ち着かせ、チームワークを高めるためにひと役買っているわけで、やっぱり音楽はすごい‼

Dr.Hassie will make the world smile!

35 騒音は糖尿病や高血圧、疲労の蓄積に直結する

　耳に心地よい音楽や、波の音などの自然音にはストレス解消やリラックス効果がありますが、**騒音は体に害を及ぼす物理的ストレス**です。

　電車で隣の乗客のイヤホンからもれ聞こえてくる音楽のシャカシャカ音にイラッとしたり、作業に集中したいのに周囲の雑音が気になって集中力が途切れてしまったりと、騒音をストレスに感じることは誰しも日常茶飯事です。

　しかし、こうした一時的な騒音よりも問題なのが、職場や自宅など生活の場で慣れっこになっている、**自分では騒音と意識しないまま日常的に耳に入ってくる騒音**です。

　カナダ最大の都市トロントに住む35～100歳の一般市民100万人以上を対象に、交通騒音が健康に及ぼす影響を15年間にわたり追跡調査したところ、ショッキングな結果が出ました。

　交通騒音の平均値が10デシベル上昇するごとに、**糖尿病の新規発症が8％、高血圧が2％増加する**という関連が認められたのです。つまり、自動車や電車、飛行機などの交通騒音がうるさい家に住んでいる人は、**糖尿病や高血圧**

のリスクが高まるのです。

騒音は人体にストレス反応を引き起こし、コルチゾールなどのストレスホルモンが分泌されます。これが自律神経の交感神経を刺激し、血圧の上昇や心拍数の増大を招きます。騒音に長期間さらされ続けると、**代謝機能に異常が生じたり、動脈硬化が進んだりして糖尿病や高血圧などの生活習慣病や心疾患の増加**につながると考えられます。

さらに深刻なのが、睡眠への影響。睡眠中は起きているときよりも騒音の影響を受けやすく、騒音レベルが40デシベルを超えると眠りが浅くなり、50デシベル以上になると睡眠妨害を訴える人が急激に増えます。

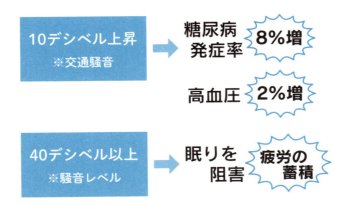

騒音が健康に影響を及ぼす

眠りが妨げられることで、疲労感がひどくなるなど、い
ろいろな面で健康に悪影響が及ぶことになります。

　WHO（世界保健機関）欧州地域事務局が策定した「欧
州地域向けの環境騒音ガイドライン」では、**夜間は騒音レ
ベルを40デシベル以下にすることを推奨**しています。40
デシベルの騒音レベルはどれくらいかというと、図書館の
中や夜間の住宅地など。外の音はうっすら小さく聞こえる
程度で、「静かだな」と感じる環境です。

　部屋にいて外の交通騒音や生活騒音が少しでも気になる
人は、すぐにでも防音対策を講じるべきです。大きな道路
のそばに住んでいる場合は、道路から遠い、家の中で一番
静かな部屋を寝室にします。冷蔵庫やエアコンなど運転音
が気になる家電はベッドからできるだけ離れたところに置
き、就寝中は静音運転モードにしましょう。

　窓は音がもっとも伝わりやすい場所なので、防音対策の
キモになります。防音カーテンをかけ、窓そのものを防音
サッシや二重ガラスに替えるのがベストです。とはいえ、
賃貸住まいの人には難しいかもしれません。

　とにかく、騒音からは全力で逃げる！　目を閉じれば嫌
なものは見えなくなりますが、耳は閉じることができませ
ん。「どんな場所でも平気で眠れる」という人も、**気づか
ないうちに体は騒音ストレスのダメージを受けています。**

第3章　ストレスから解放され、活力がみなぎる

Dr.Hassie will make the world smile!

36 自然たっぷりの住環境は 心疾患のリスクが低下する

　オーストラリアのウーロンゴン大学が同国の都市部に住む約4万7000人の男女を約6年間追跡調査した研究から、樹木が多い地域に住んでいる人は、そうでない人に比べて幸福感が高く、健康状態も良好であることが明らかになっています。

　自宅から半径1.6キロメートル区域内の面積の30％以上を樹木が占める地域に住む人は、自宅周辺に樹木が少ない人と比べて、**緊張感や絶望感、疲労感といった心理的苦痛を新たに経験する確率が約3分の1低く、自分の全般的な健康状態を低く評価する確率も、約3分の1**という結果がでたのです。

　調査対象者の世帯収入や教育レベル、婚姻状況などの要因を加味して分析しても、同様の結果が得られました。

　都会でも緑の葉の茂った樹木の多いエリアに住めば、コンクリートでおおわれたエリアに住むよりも、心おだやかで幸せに暮らすことができ、健康状態も良好になるのです。

　樹木の多い地域に住むと心身の健康によい理由は、いろ

137

いろ考えられます。並木道や公園が近くにある環境に住めば、おのずとウォーキングや散歩といった運動をする機会も増えるでしょう。

緑地が多い場所は騒音や雑音が少ないので、聴覚的な意味でもストレスから逃れることができます。

また、イギリスのエクセター大学が約2万人の成人男女を調べた研究によると、森林や海岸、緑地などの自然の中で週2〜3時間過ごす人は、まったく屋外で過ごさない人と比べ健康状態が良好で、生活の満足度が高いことがわかりました。

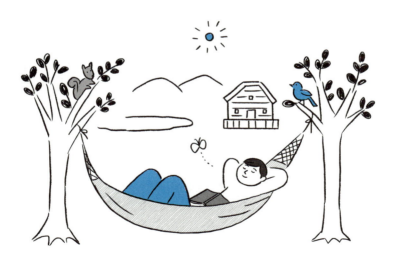

第3章　ストレスから解放され、活力がみなぎる

休日などに2～3時間、近場の公園や緑地で過ごすだけでも、心身の健康に有益なのです。

そのほか、過去に発表された140件の先行研究によると、**日常的に屋外で過ごしたり、自宅周辺に緑地が多かったりする人では、血圧や心拍数、ストレスホルモンであるコルチゾールの血中濃度が低い**とあります。

睡眠時間が長く、糖尿病や心疾患になりにくい傾向があるとも報告されています。

これらの研究から言えるのは、緑が多く自然が豊かな場所に住むべし！　ということ。

ストレスがたまりにたまって、疲れが取れないようであれば、思い切って田舎に引っ越すのもアリ。

リモートワークの普及や在宅勤務OKの企業が増えたおかげで、どこでも仕事ができる状況になった人も多いはず。住環境を変えることで気分一新、ストレスが少ない生活を始められるようになるでしょう。

とはいえ、うつ病の人は急激な環境変化が大きなストレスとなり、かえって症状を悪化させてしまう恐れもあるため、**疲れ切ってうつ傾向が強い人には無理な引っ越しはオススメできません。**

引っ越しをしなくても、今の自宅を緑あふれる環境に変えることはできます。ベランダで植物を育ててもいいし、

139

部屋に観葉植物をたくさん置いて室内ジャングル化を目指してもいい。

　自宅の改造が無理ならば、暇なときに近所の公園や川べりの緑地、鎮守の森がある神社など、自然がある場所へ散歩に出かけ、しばらくそこでボーッとして過ごしましょう。

　緑あふれる自然があなたの心をいやし、日頃のストレスを流し去ってくれるはずだ！

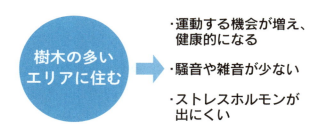

第3章　ストレスから解放され、活力がみなぎる

Dr.Hassie will make the world smile!

37 マッサージだけで リラックス効果は得られる

　疲れがたまったとき、忙しい毎日が続いて心がすさんだとき、「あぁー、マッサージに行きたい!!」と思うことはありませんか？　マッサージは**体のこりほぐしや血行促進だけでなく、肌にふれられることによって生じるリラックス効果や気持ちを落ち着かせる効果**もあります。

　マッサージは、他人にしてもらうのはもちろん、自分で行ってもリラックス効果やストレス解消が得られます。

　たとえば、岡山大学の研究では、27～72歳の健康な男女57人に、4週間で12回（週3回）、自分でアロマフットマッサージを実行してもらいました。

　その結果、フットマッサージを行うと血圧が下がったり、不安が減少したりと、精神的健康に関連するQOLスコアも改善傾向が見られたのです。

　体毛のある皮膚の表面には、皮膚感覚を脳に伝える神経の1つであるC線維という細い神経線維が分布しています。皮膚をやさしくなでたりさすったりすると、その刺激はC線維から大脳皮質の体性感覚野を経て、島葉へと伝わ

141

ります。

島葉には情動をおだやかに保つ働きがあり、心地よさや安心感が生まれるのです。

Ｃ線維に刺激を伝えるには、**体温と同程度の温度で、１秒で３センチさするくらいのゆっくりした速度で、最低でも20秒はさすることが効果的**というデータがあります。

これは、僕たちがペットの体を手でなでたり、赤ちゃんの背中をさすったりするときにやっているさわり方と同じです。

つまり、不安やストレスを感じたときは、手で自分の体をやさしくさすると気持ちが落ち着き、ストレスも解消さ

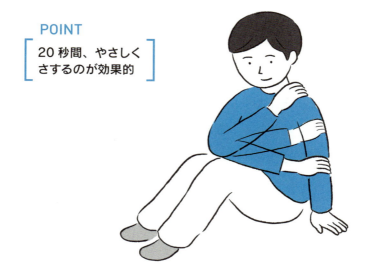

POINT
[20秒間、やさしく
さするのが効果的]

第3章　ストレスから解放され、活力がみなぎる

れるということ。

　おなか、背中、足、腕、肩や首と、体のどこでもかまいません。1日の終わりには、疲れた体を自分でいやしてあげよう！

「今日もよく頑張ったね！」と、やさしく自分をいたわりながら、おなかのマッサージをすれば、腸の調子もよくなっちゃうぞ。

　さらに余裕があれば、家族や恋人にマッサージしてあげるといいでしょう。

　信頼できる人とのスキンシップは、気持ちを安定させリラックスさせる神経伝達物質のセロトニンや、安心や幸せを感じ、愛着を深めるオキシトシンというホルモンの分泌を促すといわれています。

　自分も相手も心がいやされて幸せな気分になり、ますます仲がよくなって、最高だぞ!!

Dr.Hassie will make the world smile!

38 テレビやSNSが メンタルを破壊する

　コロナ禍で世界が揺れた2020年、日本の自殺者数は大幅に増えました。特に増加が目立ったのが、夏から秋にかけての時期。

　自殺の理由は人それぞれ違うと思いますが、僕は、この時期に芸能人の自殺が相次いでマスコミで大きく報じられたことが、死にたいと思っていた人たちの背中を押してしまったのではないかと心配しています。

　オーストリアのウィーン医科大学の研究で「著名人の自殺報道が一般人の自殺リスクを高める」ことが報告されています。

　日本が対象の4件を含む31件の先行研究を解析した結果、著名人の自殺死が報道されると、報道前に比べ**一般人の自殺リスクは13％増加し、その自殺方法まで報道された場合は、同じ方法による死亡が30％も増えていた**のです。

　その人のファンであってもなくても、有名人の自殺は心理的に大きなインパクトを与えます。「○○さんが自殺」

というニュースを知ると、ショックを受けてメンタルがどーんと落ちる。

さらに、自殺の理由や背景についての後追い報道があると、気になって見てしまう。そうやって自殺報道にのめりこむうちに、共感しやすい人やちょっと心が弱っている人は、どんどん死に引きずられてしまうのです。

生前の姿や追悼コメントなどが続々と出てくるテレビは、感情が揺さぶられてしまうので特に危険。**自分を殺してしまうかもしれない劇薬と考えて、できるだけ見ない、ふれない**ようにしましょう。

また、アメリカのジョンズ・ホプキンス大学の研究によると、ソーシャルメディアの利用時間が長い若者は、社会的ひきこもりや不安、抑うつなどになりやすいことが明らかになっています。

12〜15歳の男女約6500人を調査した結果、FacebookやInstagram、Twitterなどのソーシャルメディアの利用に1日3時間以上費やす若者は、まったく利用しない若者に比べて、**不安や抑うつ、孤独感などの精神的な健康問題を抱えるリスクが約2.5〜3倍に跳ね上がる**ことが判明したのです。

これは中学生の年代の子どもたちを対象にした研究ですが、大人にも同じことが言えるはず。

クソリプにイラッとしたり、悪意のあるコメントに傷つ

いたり、ネガティブな発言に気分が落ち込んだり、リア充を自慢するような投稿に嫉妬したりと、SNSの情報に心がざわついた経験は誰にでもあると思います。

特に、SNSのタイムラインや更新通知をオンにしていると、目にしたくない情報までのべつまくなしに送られてくるので、心が疲れてしまいます。

自分が必要なときに、必要な情報を自分から取りに行く環境にしておいたほうが、メンタルの健康には絶対いいでしょう。

情報ストレスを減らすためには、**極力SNSにはふれない**。緊急地震速報や災害警報のような本当に重要な情報は、スマホを切っていても入ってくるから心配ないのです。

僕のYouTubeやTwitterも、ハッシーの動画やコメントを見て笑って元気になりたいときだけ見てくれればいいと思っています。

自分の心を守るために、ネットやSNS、テレビのネガティブ情報はシャットダウンしましょう！

第3章まとめ　CHECKPOINT

・自分を知る、相手を知る、行動を変える
・自宅は騒音をシャットアウトし観葉植物を置く
・限界が来る前にストレスの元から逃げる

第**4**章

乱れがちな
自律神経を整える

Dr.Hassie will make the world smile!

Dr.Hassie will make the world smile!

39 自律神経を正しく理解し、行動を見直す

　自律神経と体調は密接に関係しています。なぜなら、呼吸、体温調節、心臓の拍動、血液循環、食べたものの消化・吸収・排泄、ホルモン分泌、免疫機能など、**生命維持に必要な体の基本機能をコントロールしているのが、自律神経**だからです。

　自律神経の働きが乱れると、おなかの調子が悪くなったり、体がだるかったりと、体調にも悪影響を及ぼします。

　体調が悪いから自律神経の働きを正したいと思っても、そう簡単にはいきません。

　なぜなら、**自律神経は体の筋肉を動かす神経（運動神経）とは違い、自分の意思で動かすことはできない**から。自律神経は、本人の意識や意思とは無関係に、自律的に働いています。

　緊張・興奮状態を司る交感神経と、リラックス状態を司る副交感神経の２系統からなり、互いがアクセルとブレーキのようにバランスをとることで働いています。

　朝、起きてから日中は交感神経の働きが活発になり、体は仕事や勉強を頑張れる活動モードに。夕方から夜にかけては副交感神経の働きが活発になり、体は休息モードに入

第4章　乱れがちな自律神経を整える

ります。自律神経の働きの乱れとは、活動すべきときにアクセルが利かない、休息すべきときにブレーキが利かない状態のこと。現代人にとって特に問題なのは後者。

　ストレスを受けたり緊張・興奮したりすると、アクセル役の交感神経の働きが活発になります。するとブレーキ役の副交感神経が十分働かず、体調の乱れにつながるのです。

　では、自律神経のバランスを整えるにはどうすればよいか。**朝起きて夜眠る体の本来のリズムにそった規則正しい生活を送り、ストレスを減らすことが重要**とされています。これは医学的に正しいけれども、僕はさらに一歩踏み込ん

活動モード

交感神経　緊張・興奮状態を司る

休息モード

副交感神経　リラックス状態を司る

バランスを整えるには、
まず規則正しい生活が大事

149

だ解決策を提示したいと思います。それは、**無意識の部分を意識化**すること。

第3章でも軽くふれましたが、121ページのイラストのように、人間の脳はざっくり分けて3層構造になっています。無意識のうちに働く自律神経をコントロールしているのは、脳の一番奥にある脳幹と呼ばれる部分。**脳幹の一部である間脳の視床下部が、自律神経の最高中枢**です。

この脳幹に隣接するのが、大脳辺縁系。ここは「動物的な脳」で、恐怖、不安、怒り、悲しみといった**情動（本能的で激しい感情）や、食欲などの本能を司ります。**

「動物的な脳」の上にあるのが、「人間的な脳」である大脳新皮質。合理的で分析的な思考や、理性的な判断、言語機能などを司ります。

自律神経の働きに特に強く影響を及ぼすのが、「動物的な脳」で無意識のうちに起きている反応。ストレスを受けたときに感じる不安や緊張、焦り、怒りなどの感情はおもに大脳辺縁系で生まれ、自律神経の働きを乱します。

「動物的な脳」の無意識の部分を「人間的な脳」の力でコントロールし自律神経を整えよう、というのが僕のアイデアです。

無意識と意識の闘い、というと壮絶に思えるけれど、**要は無意識の部分にきちんと意識を向ける**ということ。

この章では日常生活全般にわたって、自律神経が整う習慣について取り上げていこうと思います。

第4章　乱れがちな自律神経を整える

Dr.Hassie will make the world smile!

40 自信をつけるための メンタルマネジメント

　自律神経の乱れは、緊張や不安、イライラなど感情の揺れから起こることも多い。そこで、まずは心の状態を整えるメンタルマネジメントの方法について紹介します。

　メンタルを強くして、自分の心を平穏に保つために一番重要なのは、自信を持つこと。

　自信とは、**自分を信頼し、ありのままの自分を肯定することで、生きる力の根幹になるもの**といっていいでしょう。

　自信がないと思考や感情がネガティブな方向に流れやすく、いい人間関係も築きにくい。

　自分や他人のこと、仕事や勉強、人間関係、将来、生き方など、あらゆる物事について悩みや迷いも多くなるので、ストレスも多いのです。

　当然、メンタルや体調にも悪影響を及ぼすので、自信をつけることは最優先課題と言えます。

　しかし、あなたが高校生以上であれば、すでに自信は身についているでしょう。なぜなら、**自信を含めた基本的な性格は15歳頃までに形成されるから**です。

151

それ以降の人生は評価の期間、つまり、**いろいろな経験を通して自信があることを再確認し、自信を強化していく期間**になるのです。

「いや待って、私自信ないし！」という人もいるかもしれませんね。でも、大丈夫。自信は自分で大きく育てていくことができます。

　そのカギとなるのが、**成功体験**。何かにトライして成功した、最後までやり遂げた、という体験を積み重ねていくこと。

　そして、成功体験を「大したことない」などと否定せず、ちゃんと「私はできる」「大丈夫だ」という思いに変えて

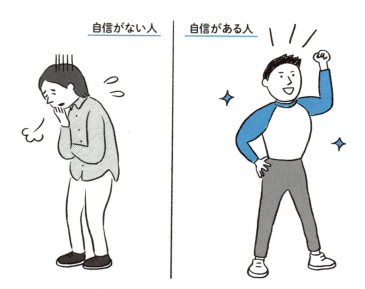

成功体験を多く積むことがカギ

いくことです。

　ささいなものでもいいから成功体験を数多く経験し、自分をほめて励まし続けることで自信が育っていくのです。もちろん、人から「すごいね」「頑張ったね」とほめられたことも自信につなげていきましょう。

　成功体験をうまく自信につなげるコツは、課題の設定です。

　いきなり大きな課題や目標に挑戦して、もしうまくいかなかったら「やっぱり私はダメだ」と自信を損なうことになります。チャレンジは小さなほうがベター。

　ほぼ確実にできること、ちょっと頑張ればできそうなことに挑戦して、「やっぱりできる！」「頑張ればできる！」と自信をつけていきましょう。

　絶対できなそうなことをやっても打ちひしがれるだけだから、僕はできそうなことしかやりません。だからいつも絶対の自信を持っています（笑）。

　小さな成功体験が自信を育て、その積み重ねが人を成長させ、大きな成功体験と大きな自信になるからです。

　目標は小さく持つ、が鉄則です！！

Dr.Hassie will make the world smile!

41 モチベーションを上げる スケジュール管理のコツ

　では、メンタルを良好に保ちつつ、日々の生活をストレスなく過ごすには、どうすればいいのか。ここでは、メンタルマネジメントを兼ねたスケジュール管理のコツについて伝えていきたいと思います。

❶「ハッピー日記」を書く

　毎晩、1日に3個、その日に経験した「よかったこと」「うれしかったこと」「楽しかったこと」「感動したこと」「ラッキーだったこと」を書きます。内容は何でもOK。「朝起きたら快晴だった！」とか、ささいなことでもいいです。形式も自由で、手帳に書き込んでも、スマホにメモしておいてもOKです。

　これを実行すると、本当に毎日がハッピーになります。1日単位で見ると「今日も楽しかったな」という振り返りになり、「生きててよかった」という自信につながります。

　さらに、日記に書くネタを探すうちに、おもしろいこと、楽しいことを探して生きるようになっていきます。すると、日々の生活のハッピーな側面だけに目がいくようになり、書くネタがどんどん増えます。あとで読み返すと「あ

154

れ？　けっこう毎日楽しいじゃん」と気づき、「生きてる価値あるな」と感じられるようになるのです。つまり、日々の生活で幸せや喜びを実感することが増え、自己肯定感も高まって超ポジティブになれるのです。

❷ スケジュールを立てる

ちょっと先（1カ月以内）の楽しい予定を入れておく。たとえば「来週の週末はデート」「2週間後は映画を観にいく」といった具合です。

ちょっと先に楽しいイベントが待っていると思うと、それを励みに頑張ろうと思えるし、イベントまでの日々が楽しくなります。

半年後、1年後の大きなお楽しみイベントよりも、目の前の小さな予定のほうが現実味があって毎日のお楽しみ気分とモチベーションを上げる効果が高いでしょう。

❸ 今日やることを絞る

1日にたくさんのことをやろうと欲張ると、パフォーマンスが落ちてうまくいかず、成功体験にもつながりません。

自分のキャパを把握して、今日やることの数または量を絞るのがコツです。

❹ 自分に刺激を与える

自律神経を整えるには、日々の生活をルーティーン化し

たほうがベター。毎日の起床・食事・入浴・就寝などの時間を決めて、その日課どおりに生活しましょう。

そうすることで、徐々に自律神経のリズムも整い、ささいな体調の変化にも気づきやすくなります。

しかし、毎日淡々と同じことのくり返しでは飽きてしまうのが人間。マンネリの生活に刺激を与えましょう。

②で紹介したお楽しみ予定を入れてもいいし、1日の余裕時間に、普段とは違うことをやってみるのもいいですね。

❺ 優先順位の付け方をマスターする

日々のＴｏＤｏ事項の優先順位も大事ですが、**もっと長期的な自分の人生における優先順位**について考えておきましょう。

たとえば、仕事優先で生きるのか、恋愛が大事なのか、家族や家庭が一番なのか、趣味を追求したいのか、などです。優先順位を決めたら、自分が一番優先することに十分時間を割けるようにスケジュールを組んでいきます。

最優先事項に関する予定は、真っ先にスケジュールに組み込みます。優先順位の低い事柄はできるだけ省略・効率化して、最優先事項に割ける時間を増やしましょう。

1日24時間あっても、睡眠・食事・通勤や通学・仕事や学校・家事などの時間を差し引くと、1日のうちに自分が自由に使える時間は意外と少ないことに気づきますよ

ね。

　人生の満足度は、自分がやりたいことをどれだけやれているかによって決まってきます。

　自分がやりたいことをやれているという感覚は、生きている充実感や幸福感、自己価値感（自分は価値がある存在だという感覚）につながり、自信や自己肯定感を高めるためにも欠かせないもの。

　毎日ご機嫌でハッピーに過ごしていくことと、自分が人生でやりたいことに時間と労力を割くこと。この両立が、**自律神経を整えつつ健康で幸せな人生を送る秘訣**なのです。

ハッシー流メンタルマネジメント

① 「ハッピー日記」を書く

② 一カ月先までのスケジュールを立てる

③ 今日やることを絞る

④ 自分に刺激を与える

⑤ 優先順位の付け方をマスターする

Dr.Hassie will make the world smile!

42 大声を出すと脳が活性化する!

コロナ禍を境に、大声を出すことは「飛沫感染を招く危険な行為」になってしまいました。大声で騒いだり、思いっきり叫んだりすることはもちろん、普通の声量で会話をすることすら減ってしまったという人も多いでしょう。

でも、だからこそ意識して大声を出す機会を作ってほしいと思います。

大声を出すことによって得られる第1のメリットは、ストレス解消になること。どうしようもなくムシャクシャして怒りが爆発しそうなとき、思いっ切り大声で叫べば、気持ちがスッキリ、なんだか気分が落ちているときに大声を出せば、元気がわいてきます。

大声を出すと自然と大きく息を吸って吐くことになるので、**心肺機能を高めるトレーニング**にもなりますし、おなかの底から大声を出せば、**横隔膜や腹筋も鍛えられる**のです。

医療や介護の現場では、カラオケで歌うことがリハビリや認知症予防のエクササイズとして注目されています。歌詞を目で見て曲に合わせて声に出して歌うことは、**脳の認知機能のトレーニング**にもなります。

第4章　乱れがちな自律神経を整える

　さらに、舌や呼吸筋の訓練にもなり、**ものを飲み込む嚥下機能や呼吸機能の維持・改善**につながります。

　僕たちは当たり前のこととして行っていますが、カラオケで歌うことは、脳にたくさんの刺激を入れて脳を活性化し、脳と体のさまざまな機能を高める総合トレーニングなんです。

　このように、大きな声を出すことや大声で歌うことは多くの効用があり、自律神経を整えるという意味でもプラスに働くことは間違いありません。

　カラオケでも、クルマの中でも、森や山でも、誰もいないところで思いっきり大声を出していきましょう。スッキリすること間違いなし！

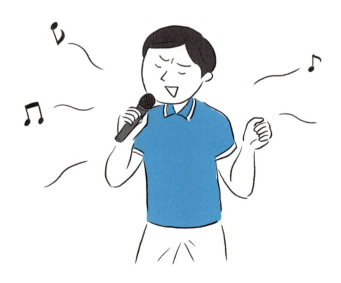

Dr.Hassie will make the world smile!

43 ポジティブワードの口癖で 自己肯定感アップ

　普段何気なく出てしまう口癖が、気づかないうちに自分の気分や意欲を下げ、人間関係にまで悪影響を及ぼしていることもあります。ちょっと例をあげてみましょう。

「でも」「だって」「どうせ……」「私なんて……」

　どうですか？　これらの口癖は、相手に「文句の多い人」「言い訳がましい人」「ネガティブな人」「卑屈な人」という印象を与え、「ウザい奴」と思われます。

　本人は無意識のうちに口にしていたとしても、**これらの口癖はネガティブな感情を呼び、気分や意欲を下げます。**

　では、どんな口癖がいいのか。精神科的には**「自分もＯＫ／あなたもＯＫ」のコミュニケーションが取れるような口癖がベスト**です。

　自分自身と他者について肯定的に捉えているか否かによって、対人関係は次の４つのタイプに分かれます。

❶「自分もＯＫ（自己肯定）／あなたもＯＫ（他者肯定）」

❷「自分はＮＧ（自己否定）／あなたはＯＫ（他者肯定）」

160

❸「自分はOK（自己肯定）／あなたはNG（他者
　否定）」
❹「自分もNG（自己否定）／あなたもNG（他者
　否定）」

　①がもっとも健全でお互いに幸せな人間関係が築けるの
は、見てのとおり。②は「私なんて」「俺なんて」の世界。
謙虚なように見えますが、自己否定がベースになっている
ので自分に自信が持てず、劣等感に苛まれることになりま
す。

　③は「自分以外はみんなバカ」の世界。相手を支配する
か排除しようとする傾向が強く、他人に対して否定的、攻
撃的になりがちです。④は「自分自身も他人も信じられな
い」の世界。生きづらいです。
「自分もOK／あなたもOK」の言葉の代表例が、**「あり
がとうございます」**。どんな場面でも、誰に対しても使え
る最強のパワーワードでしょう。

　僕は「大丈夫」という言葉が好きです。かつて僕の上司
だった精神科の先生が、診療後に子どもの患者さんと握手
をしながら**「よし、大丈夫だよ。よく来たね。バイバイ」**
と言っているのを見て、いい言葉だなと思ったのです。

　今では自分の口癖になっていて、人に声をかけるのはも
ちろん、自分に言い聞かせるように「大丈夫、大丈夫」と
言っていることも多いです。

「大丈夫」は、自己肯定感を上げると同時に、安心感も与えてくれる。「ヤバい、仕事終わらないかも」と追い詰められたときも、「大丈夫、大丈夫」と言っていると本当に大丈夫な気がしてきて「きっと何とかなるさ」と落ち着いて構えていられるようになります。

　自己肯定感の低い人や自信がない人は特に、「大丈夫」を口癖にするとグッドです。便利な言葉なので「すみません」が口癖になっている人も多いけれど、「すみません」は謝るときだけにしましょう。

　どうせ言うなら、自分も相手も勇気づけ、元気を与えるような言葉を口癖にしましょう！

良い口癖・避けたい口癖

OK	NG
ありがとう	すみません
大丈夫	でも
いいね！	だって
助かります	どうせ
〜のおかげ	〜なんて

第4章　乱れがちな自律神経を整える

Dr.Hassie will make the world smile!

44 感情表現で自己肯定感を上げる

うつになりやすい人、特に自律神経失調症になりやすい人に共通する特徴の1つに、**「性格がいい」**ことが挙げられます。

性格がいい人は、他人からの頼みを断れず、嫌なことを嫌と言えない。すると、周囲から仕事をどんどん押しつけられる。「みんなに迷惑をかけられない」と思って1人で仕事を抱え込み、「全部やり遂げないといけない」と思って限界まで頑張る。

その結果、心身ともにキャパオーバーでパンクしてしまい、メンタルや体調を崩してしまう。明らかにキャパ超えなのに、できない理由を自分のせいにして「能力不足で申し訳ありません」と謝ってしまう。

こんなパターンを続けていては、自尊心が打ち砕かれ、無力感と自己否定感で心が一杯になってしまい、メンタルもボロボロになりますよね。

この悪循環に陥らないためには、まず、**嫌なものは嫌、無理なものは無理と断る勇気**が必要です。

最初に「ごめん、ちょっと立て込んでいて無理」の一言

163

さえ言えれば、自分のキャパ以上の仕事を抱え込まずに済み、**処理可能感**（降りかかった出来事を自分で処理できるという感覚）や**把握可能感**（自分が置かれた状況を予測・理解できるという感覚）が生まれます。

すると、「やれることはやりました」「頑張りました」「仕事できました。どうでしょうか？」「ありがとうございます」という流れで、自己肯定感を保ちながらフィニッシュできるようになります。

途中でピンチを迎えても「手伝ってください」「助けてもらっていいですか」と周囲の仲間に素直にお願いできれば、むやみに自分を責めることも減るでしょう。

自分の心を守るためには、外に向かってきちんと意思表示できることが大事です。

意思表示に加え、普段から素直に感情表現することをすすめています。なぜなら、感情表現が豊かな人は、精神的ストレスをため込まずにすむうえ、**周囲から愛されて、人間関係も良好になる**から。

誰だって「何を思っているかわからない人」は不気味で、ちょっと敬遠したくなりますよね。反対に「何を思っているかわかりやすい人」には親しみがわき、チャーミングに感じられます。感情表現が豊かな人は、その場を楽しく盛り上げるムードメーカーでもあります。

「うれしい！」「楽しい！」「大好き！」「おいしい！」「わー
い！」「やったー！」といったプラスの感情表現はＯＫだ
けど、「悲しい」「苦しい」「怖い」「ムカつく」「やだなぁ」
「つらいなぁ」といったマイナスの感情表現はしないほう
がいいと思っている人は多いかもしれません。

　でも、マイナスの感情表現もその場でサラッとしておい
たほうが、自分がどう感じているかが伝わるので、人間関
係にもプラスに働くことが多いのです。

　マイナス感情は、外に出さずにいると自分の中で増幅し
ていきます。その感情を引きずって、何度も思い返しては
嫌な気分を味わうことになるからです。

　スパッと気分転換して忘れてしまうか、その場で小出し
にしておいたほうが、メンタルへのダメージが少ないので
す。

　感情が豊かで心が生き生きしていることは、心と体の健
康にとても大事です。

　感情を顔に出さないのが大人のふるまいだといわれます
が、そんなの気にしないでいいのです。

　最初はちょっと恥ずかしいかもしれませんが、自分が感
じたことを素直に表現してみましょう。人生が楽しくなる
ぞ！

Dr.Hassie will make the world smile!

45 頭の中をリセット! トイレ瞑想のすすめ

　慌ただしい生活を送っていると、四六時中いろんな思考や感情が頭の中を駆け巡り、頭の中がザワザワして落ち着かず、疲れてきます。

　そんなときは、外界からの刺激をシャットダウンして、いったん頭の中をリセットして自分を立て直す必要があります。その方法としてオススメなのが「瞑想」です。

　瞑想というと、「心を無にしなければならない」「特別な呼吸法や作法を覚えないとできない」などと思われがちですが、難しく考える必要はありません。

　瞑想の基本は、**落ち着ける静かな環境で、目を閉じて外界からの刺激をシャットダウンして、1つのことに意識を向ける**だけ。「なんとなく心が静かになった」「落ち着いて気持ちよくなってきた」と思えれば、それで十分なのです。

　いつでも、どこでも瞑想はできます。たとえばお風呂に入ったとき、目を閉じて、体を包む温かいお湯の感触に意識を向けていれば、それだけで瞑想になります。

　トイレの中で、便座に座りながら瞑想をしてもOK。トイレは1人きりになれる空間なので瞑想を行う場所として

は最適だし、1日に数回は必ず行く場所だから、トイレ瞑想はメンタルコントロールの習慣としても理想的です。

経営者の中には、宗教心は一切ないけれど、時々お寺に行って座禅や写経をするという人が意外と多い。これも、自分をリセットすることが目的だと思います。

わざわざ遠方のお寺に行かなくても、散歩ついでに近所の神社に立ち寄って境内の静かな空気を味わい、拝殿の前で目を閉じて手を合わせれば、それだけで十分リフレッシュ効果はありますよ。

瞑想は心を整え、ストレス軽減やリラックス、集中力・生産性の向上、うつ病や不眠の緩和にも効果があるとされています。生活の中に「プチ瞑想」を取り入れてみよう！

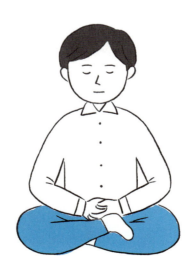

Dr.Hassie will make the world smile!

46 自分だけの 〝サードプレイス〟を作る

　どんなに職場や学校が楽しくても、いくら自宅が幸せで快適な場だったとしても、自宅（ファーストプレイス）でも職場・学校（セカンドプレイス）でもない、**自分にとって心地よい時間を過ごせる「第３の居場所」（サードプレイス）を確保しておいたほうがいい**でしょう。

　新型コロナウイルスが流行する以前の話にはなりますが、僕にとってのサードプレイスは、とあるＤＪバーでした。バーといっても日中の時間帯は18歳以下の子も入れる健全営業で、流れているのはアニソンだけ。

　お客さんたちはお酒やソフトドリンクを飲んだり、居合わせた人たちとアニメ談義をしたりと好き好きに過ごしているけれど、自分が好きな曲がプレイされた途端、豹変します。

　歌ったり踊ったりはもちろん、中には「ああーっ！」と叫んで謎のお祈りを始めたり、壁に向かってガンガン頭を打ち付けたりしている人もいる。まさに解放区で、何をしても自由です。

　そんなふうに、家庭や職場では見せない「ただのアニメ

好き」という素の自分に戻って、思い切り自分を解放できる場があるのは、とっても素敵なことです。最近はめったに行くことができませんが、このお店は僕にとって聖地なのです。

　サードプレイスは、どんな場所でもいいです。同じ趣味を持つ人たちが集まる場でもいいし、１人きりで静かに過ごせる場所でもＯＫ。

　カフェ、行きつけの飲食店、スポーツクラブなど、自分のお気に入りの店でもいい。**日常の役割や義務から自由になり、ほっとできる居心地のよい空間**を見つけましょう。「第３の場所」でリフレッシュして、パワーとエネルギーをチャージして、また日常へ戻っていこう！

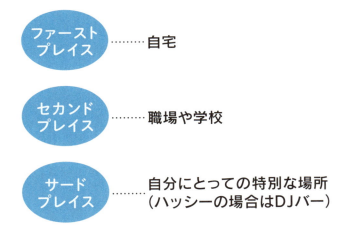

Dr.Hassie will make the world smile!

47 ストレスが少ない!?
マイペース最強説

　ストレスを減らし自律神経も整う究極のコツは、「マイペースで生きる」という一言に集約されるかもしれません。
　第3章でチラッと登場した、僕が敬愛する親友・藤戸くんのことをもう少しお話ししましょう。

　藤戸くんは究極のマイペース。学生時代は授業中はもちろん、食事の最中に寝落ちしたこともあります。独り言が癖で、試験中にボソボソと解答をつぶやくことも。食には独特のこだわりがあり、鍋が出ると無言の鍋奉行に変身。でも住環境には無頓着で、自室は荒れまくり。
「眼球ってきれいだよね。死ぬまで続ける仕事だったら、ずっときれいなもの見てたいじゃん」という理由で眼科医になりました。
　こう列記するとただの変わり者だけど、いつも穏やかでみんなの人気者でした。講義中は居眠りしていても、自分がしたいときに勉強していて、成績は超優秀。今は結婚して幸せな家庭を築いています。
　藤戸くんの強さは**自分の体と心の声に素直に従っているところ**にあるでしょう。

170

世間の常識や人の目は気にせず自分のやりたいことをやる。でも、人柄がいいから周囲の反感をかうことはなく、「わが道をゆく」のまま生きていける。

以前感情コントロールの秘訣を聞いたら「うれし過ぎるときもうれし過ぎないようにして、悲し過ぎるときも悲し過ぎないようにしている」と深いことを言っていました。

藤戸くんの域にはなかなか達せそうにないけれど、マイペースに生きるのは大切な気がします。

他人と違うことをするのを恐れ、みんなに合わせて生きるよりも、自分のやりたいことを自分のペースでやったほうが、どう考えたってストレスは少ないのです。

自分の人生を生きている充実感も得られるし、無個性な人よりも、ちょっと変わり者のほうが、おもしろくてみんなから愛されるでしょう。

「マイペースで生きる」を言い換えると、**「自分の世界を持つ」**ということ。

本章では自律神経が整う習慣としていろんなことを提案していますが、あなたが「自分の世界を作る」ヒントになるといいなと思います。

Dr.Hassie will make the world smile!

48 笑うだけで体のあらゆる不具合が改善する

　僕がYouTubeで発信している動画のコンセプトは「見た人が笑って元気になる！」「楽しく勉強できる！」「いろんな知識ゲット！」です。「地球の裏側まで笑顔を届けたい！」と思って活動しています。

　笑いが心と体の健康によいことは、すでに多くの研究で示されています。

　医学論文だけでも、笑いは**「痛みを緩和する」「ストレスを解消し、うつや不安、不眠を改善する」「糖尿病患者の血糖値を下げる」「脳卒中の発症リスクを下げる」「免疫力を高める」「アレルギー反応を低下させる」「認知機能の低下を抑える」**ほか、さまざまな健康作用が報告されています。

「よく笑う人は長生きする」ことを確かめた研究もあります。たとえば、山形大学の研究チームは、山形県内に住む40歳以上の男女約1万7000人を対象に、約5年間にわたり、日常生活での笑いの頻度と死亡率および心血管疾患の発症率の関連性を調べました。

　追跡調査の結果、笑う頻度が月1回未満の人は**週1回以上笑う人に比べ、死亡リスクが約2倍に高まる**ことが判明。

笑う頻度が月1回程度の人は、**週1回笑う人に比べ、心血管疾患の発症リスクが約1.6倍に高まる**こともわかりました。

よく笑う人は周囲から好かれて、家族仲や人間関係も良好になる可能性が高いです。人間関係が良好だと幸せを実感でき、活動的で健康的な生活を送れ、結果として健康長寿につながるのです。

いずれにせよ、いま元気に笑えることは、健康長寿への第一歩。笑うとハイな気分をもたらすエンドルフィンが脳内で分泌され、**幸福感と活力がわきますし、腹筋や横隔膜、表情筋などが動けば呼吸が活発になり、血行も促進**されます。これらの効果は1回の笑いでも得られ、しかも自律神経のバランスも整います。

笑うと良いことが起きる

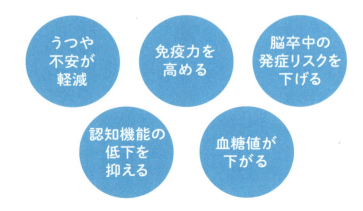

Dr.Hassie will make the world smile!

49 たくさん噛むことが 長寿への第一歩

　僕はイライラしたとき、その場でコンビニに飛び込んでガムを買い、口に放り込みます。ひたすらガムを噛み噛みしているうちに、怒りがスーッと消えて気持ちが落ち着いてくるのです。ガムを噛むことは確かに、ストレス解消になります。

　ほかにも、**「噛むことで脳の血流量が増えて神経細胞の活動が活発になり、認知能力や記憶力が高まる」「ガムを噛むとスポーツのパフォーマンスが高まる」**といった報告もあるのです。

　「噛む力は寿命にも影響する」というものもあります。新潟大学の研究チームが70歳の男女554人を13年間追跡調査したところ、咬合力（噛む力）の弱い男性は、**咬合力が強い人に比べ、13年後の死亡リスクが約1.9倍に増加**していたというのです。

　しっかり噛めるような歯と口をキープすることは、元気で長生きするための大事な条件なのです。

　現代人は昔の人たちに比べて食事の咀嚼回数が大幅に減ったといわれています。食事を3分で丸飲みしてしまう

174

僕なんか、その典型です。

　弥生時代の人たちは現代人の6倍も咀嚼回数が多く、戦前の食事と比べても、現代人の食事の咀嚼回数は半分以下に減ってしまったという話もあります。噛む力を高めるトレーニングという意味でも、ガムを噛むことはよい習慣だと思います。

　高齢者には誤嚥のリスクもあるので安易にガムはすすめられないのですが、お年寄り以外であれば、ガムのリスクは歯の詰め物が取れてしまうことぐらい。それも、ちゃんと定期的に歯科検診を受けていれば心配ないでしょう。
　顎関節症の人はガムを噛み過ぎると症状が悪化するかもしれないので、顎関節に違和感のある人や噛み合わせが悪い人は、歯科や口腔外科で一度診てもらいましょう。

　ガムは食べ過ぎたり太ったりしないから、ダイエット中の人にもグッドです。口寂しさがまぎれるので、無駄食いも防げます。
　眠いときにガムを噛めば、眠気が吹き飛んで頭がシャキッとしますし、特に虫歯予防効果のある天然甘味料・キシリトール入りのガムがオススメ。ミントなどの刺激が強過ぎない、マイルドな味のガムを選ぶのがベストです。

Dr.Hassie will make the world smile!

50 読書でストレス値が68%も減少する

　おかんの教えのおかげで、僕はちょっと強迫観念的なくらい「勉強しなくちゃ」という思いが強いです。いつも持ち歩く鞄には、3冊くらい本を入れておかないと不安になるほどです。

　年間300冊くらいは本を読んでいる僕が声を大にして言いたい。**本は本当にいいぞ!!**（本だけに）

　自分が興味のあるジャンルの本を好きなように読めばOKだけど、ちょっと疲れているときにオススメしたいのは、自分と同じ意見の本を読むこと。自分が考えているのと同じことが書いてあると「やっぱそうだよね!」と勇気づけられるし、「偉い人と同じこと考えてる自分すごい!」と**自己肯定感も上がる**からです。

　たとえば、尊敬する先輩医師の本を読んでいて、僕はこんなことを感じました。

「30年前に比べて医療は本当に発展したな……。それは医師たちの勇気と挑戦と正義と愛の積み重ねだ。実現までには、周囲の反対やバトルもあったに違いない。よし!僕もやらねば!!」と。

　こんなふうに感動し、勇気と元気をもらい、パワーがわ

いてくるのです。

　自分が知らないこと、知りたいことについて書いてある本も、もちろん素晴らしい。「えっそうなの？」「おもしろい！」という驚きや発見があるし、自分の世界が広がっていく喜びがあります。

　最新の情報を集めたり、サクッと調べものをしたりするにはネットが便利だけれど、紙の本が最強だと思っています。活字を目で追っていると、気持ちが静かになっていき、瞑想に近い意識状態に入っていく気がするからです。ブルーライトを発するパソコンやスマホの画面を夜に見ると安眠を妨げられるけど、**紙の本は目にやさしく、寝る前に読んでも問題ありません。**

　読書習慣と健康の関係については、いくつか研究報告があります。

　たとえば、アメリカのイエール大学が行った研究によると、**1週間に3時間半以上の読書をする人は読書をしない人に比べ、その後の12年間で死亡率が23％も低くなる**ことが判明したのです。

　読書の習慣がある人たちは、**読書をしない人と比べて平均2年ほど長生きする**こともわかりました。

　ほかにも、**30分の読書でストレスが68％も減少する**との報告や、読書は加齢による記憶力や脳機能の衰えをゆるやかにし、将来アルツハイマー病を発症するリスクを下

げるとの報告も。

　日本でも、健康寿命が全国で一番長い（男性1位、女性3位）山梨県は、人口10万人あたりの図書館数が全国第1位で、1世帯あたりの年間書籍支出額も甲府市が1位。県民に子どもの頃から読書の習慣を身につけさせる教育が行われていることから、健康長寿と読書の関係が話題になっています。

　本を読めば長生きするというわけではなく、読書習慣のある人たちは知的好奇心が旺盛で、いろいろなことに興味を持って活動的に過ごしたり、人とのコミュニケーションが活発になります。

　健康的なライフスタイルを送っている結果、長生きにつながっていると考えられます。

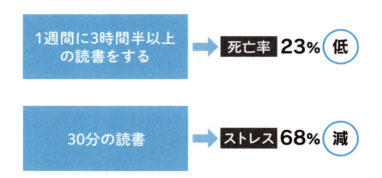

第4章　乱れがちな自律神経を整える

Dr.Hassie will make the world smile!

51 温泉に入ると睡眠、うつの改善に加え自律神経も整う

引っ越すなら、温泉地がいいかもしれません。

スペインのハエン大学の研究により、12日間の温泉治療プログラムで健康な高齢者の体の痛み、気分状態、睡眠、抑うつ状態が改善したことが示されました。

この研究には、男性23人（平均年齢69.74歳）、女性29人（平均年齢70.31歳）が参加。スペイン中南部、アンダルシア州ハエン県にある温泉つきホテルに宿泊し、政府が作成した水治療プログラムに参加してもらい、評価を行いました。すると、温泉治療プログラム終了後、参加者全員に**評価項目（疼痛、気分状態、睡眠、抑うつ状態）の改善が見られた**のです。

温泉天国・日本にも、古くから温泉地に長期間滞在して病気の治療や療養を行う湯治の習慣があります。奈良時代にはすでに湯治の習慣があったとされ、明治時代に日本に西洋医学が導入される前まで、庶民の間でも病への対処法として広く利用されてきました。

明治の文豪・夏目漱石も、湯治をした1人。胃潰瘍の療養のため修善寺温泉を訪れた漱石は、滞在中に大吐血し一時は昏睡状態に陥ったものの奇跡的に回復し、2カ月後に

179

帰京しています。

　温泉の効果として第1に挙げられるのが、**体を温める温熱効果**。体の外部から熱が加わると血管が拡張して血液循環がよくなり、心臓に集まっていた血液が体の末端まで流れていくので、血圧も下がります。

　筋肉や腱が熱によって伸びることで緊張がやわらぎ、筋肉や関節の慢性的な痛みやこわばりが緩和します。

　また、入浴で体の深部体温が上がると、**血液中のリンパ球に含まれる免疫細胞の1つであるナチュラルキラー細胞の活性が高まる**こともわかっています。

　自律神経に対する作用は、**お湯の温度によって変わって**

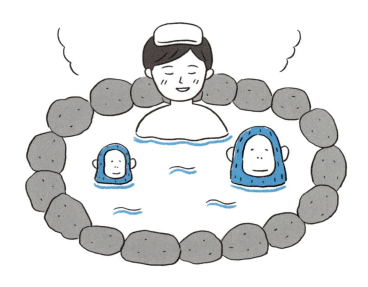

きます。お湯に入った直後は交感神経の働きが高まり、その後、副交感神経の働きが高まって、リラックス状態に。熱めのお湯に短時間入浴すると交感神経が、ぬるめのお湯にゆったりつかると副交感神経の働きが高まるとされています。

このように、温泉や入浴には多くの健康効果があり、心身ともにリラックスできるので、ストレス解消にもってこい。温泉でなくても、スーパー銭湯や大型入浴施設など温泉気分が味わえるところに定期的に通うのも、ストレス対策としてオススメです。

最近はサウナが大ブームです。が、医者としては心配です。日本で一般的なサウナの入浴法は、高温サウナと冷たい水風呂に交互に入ります。

温泉のパワー

① 免疫細胞の活性化

② 自律神経が整う

※高温ドライサウナは
　脳卒中の危険があるので要注意

心臓と血管のことを考えると、これは非常に危険。高温サウナで多量に発汗し、脱水で血液がドロドロになり血管が拡張した直後に水風呂に入ると、血管は急に収縮し、血圧が急激に上昇します。

　これをくり返すと、脳の血管が破裂して脳卒中を起こしたり、ドロドロの血液中にできた血栓（血の塊）が心臓や脳の血管に詰まって心筋梗塞や脳梗塞を起こしたりするリスクが高まります。

　サウナ発祥の地・フィンランドでは「サウナは長寿と関係がある」といった研究報告があります。ただし、フィンランド式サウナは80度前後で湿度が70％程度なのに対し、日本では温度が80〜100度、湿度10％前後の高温ドライサウナが主流。フィンランドのデータがそのまま当てはまるとは限りません。

　サウナはＮＧとまではいいませんが、熱いのを我慢してフラフラになるまで入ったり、サウナから出て冷たい水風呂に飛び込んだりするのは、やめたほうがいいでしょう。

第4章まとめ　CHECKPOINT

- 自信をつけて自己肯定感をアップ
- 瞑想にチャレンジ
- 自分だけの場所（サードプレイス）を作る

第**5**章

万病を
予防する食事

Dr.Hassie will make the world smile!

Dr.Hassie will make the world smile!

52 体温を高く保つと 代謝もぐんぐん上がる

　おいしく気持ちよく食事ができることは、体調を示す重要なバロメーター。同時に、食事は心身ともに良好なコンディションを維持するために欠かせない要素でもあります。

　そこで、この章では「本当に体にいい食事法」について考えていきたいと思います。

　本当に体にいい食事法の基本は「きちんと食事をとること」です。あなたは「そんなこと、当たり前じゃない!?」と思うかもしれません。

　でも、きちんと食事をとらなかったら最終的にはどうなるか、知っていますか？　体調が悪くなるばかりか、死に向かって一直線、ということになってしまうのです。僕の知人のエピソードを紹介しましょう。

　当時20代だった彼女は、かなり精神的に過酷な状況で、ストレスからうつ気味になり、ごはんが食べられなくなりました。食欲がわかず、何も食べたいと感じない。

　でも、ずっと食べないままだと体に悪いと思い、無理や

184

り食事をとると、胃が食べ物を受けつけずに、吐いてしまう。食べたものの消化・吸収がうまくいかず、下痢をしてしまう。そんなふうに、食べても全部、上と下から出ていってしまう状態が続きました。

このとき、体の中でどんなことが起きているかというと、**生命活動を維持するために必要な電解質が、どんどん失われている**のです。

人間の体液や血液には、ナトリウム、カリウム、マグネシウムなどのミネラルが水に溶けて電気を帯びたイオンの状態で存在しており、これを電解質といいます。**電解質は、体内の水分量の調節や、筋肉の収縮、神経の伝達などに欠かせない**もの。その電解質が、嘔吐や下痢をくり返すとともに、どんどん体から出ていってしまいます。

すると、どうなるか。体が動かなくなるし、頭もきちんと働かず、物事を考えられなくなる。食べられなくてもいいや、もう死んでもいいや……と、生きる意欲がどんどん落ちていくのです。

吐いて下痢をして、食べられなくなり、考えられなくなって、すべてがどうでもよくなっていく。その悪循環で、彼女は29kgまで体重が落ちてしまいました。もともと小柄だったとはいえ、生きられるかどうかギリギリの数字です。自分の力ではどうすることもできず、周囲の勧めで入院することになりました。

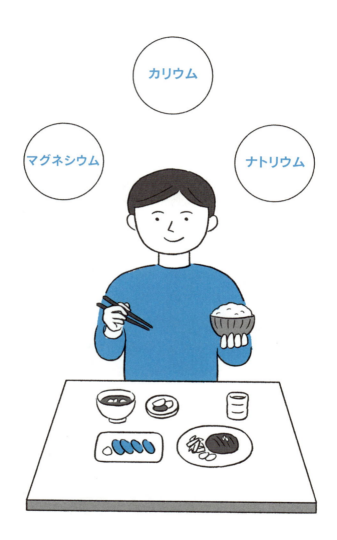

第5章　万病を予防する食事

　入院して点滴につながれて、せめて水分だけでも自分の口からとる努力を続けるうちに、彼女の体重は少しずつ増えていきました。そして35kgを超えたとき、彼女はふと「あれ？　今までの私って何だったんだろう？」と思ったそうです。そこでようやく「私って本当に死ぬ寸前だったんだ」と、気づいたのです。

　人間は、一度メンタルや体調が落ちてしまうと、とことん落ちていってしまいます。そうならないためにも、普段からきちんと食べて、しっかりエネルギーを補給していくことが大事なのです。

　そして、食事にはエネルギー補給のほか、体にとって重要な役割がもう1つあります。それは、**熱を生み出す**こと。

　食事をとると、食物の消化と栄養素の吸収のためにエネルギーが使われて、体内で熱が産生されます。これをＤＩＴ（食事誘導性熱産生）といい、食事をしたあと、安静にしていても代謝が上がり、エネルギー消費量が増えます。

　食後に体が温かくなったり、辛いものを食べたわけでもないのに軽く汗ばんだりするのは、このためです。

　つまり、**体温を上げるにはきちんと食事をとることが大切**というわけなのです。

187

Dr.Hassie will make the world smile!

53 朝食にバナナと納豆が スタートダッシュをつくる

　では、きちんとした食事とは、具体的にはどんなものなのか。

　食事の回数、時間、食べる量、内容など要素はいろいろありますが、僕たち医者や栄養学の専門家の間でも論争になっているのが「朝食は食べたほうがいいのか？」という問題。朝食不要論を唱える人もいますが、僕は、**朝食は食べたほうがいい**と考えています。

　朝食をとらないと、前日の夕食以降、昼食まで絶食状態がずっと続いてしまいます。絶食状態が長く続くと問題なのは、**体のエネルギーが枯渇して、筋肉がバラされてしまう**から。

　体のエネルギーが足りなくなると、真っ先に使われるのは脂肪だと思われがちですが、そうではありません。

　脂肪は、酸素がたくさんないと分解できないため、エネルギー源としては使いにくいのです。エネルギー源として一番使いやすいのは、肝臓や筋肉に蓄えられているグリコーゲン。グリコーゲンはブドウ糖が結合した物質なので、すぐブドウ糖に分解できます。

第5章 万病を予防する食事

　ただし、肝臓に蓄えておけるグリコーゲンは、約半日分のエネルギーしかありません。肝臓のグリコーゲンがなくなると、筋肉中のたんぱく質がアミノ酸に分解され、そのアミノ酸がブドウ糖に変えられて、体のエネルギー源として使われます。

　つまり、朝食を抜くと、前日の夕食から時間が長くあいてしまうため、**エネルギー不足に陥った体は筋肉を取り崩して体のエネルギー源に使ってしまう**のです。朝食抜きの生活を続けていると、体脂肪は減らないのに筋肉量だけが減っていくことになります。

　朝は筋肉を分解するホルモンがバンバン出ているので、それを阻止するためにも、できるだけ早く朝食を食べたほうがいいのです。

　また、朝食には、体を目覚めさせて、**活動モードのスイッチを入れる役割もあります**。人間の体には、昼は活動し、夜は休息するという生体リズムが備わっており、そのリズムをコントロールする「体内時計」というしくみがあります。朝起きて朝日を浴びることと、朝食をとることが体内時計に「今が朝だ」と知らせるサインになるのです。

　すると体は体温を上げて代謝を活性化し、アクティブに動ける状態になります。

　反対に朝食を抜くと、体が活動モードにうまく切り替えられず、体温やエネルギー産生が低い状態が続くことに。

189

午前中からエンジン全開でバリバリ仕事をこなすためにも、朝食はとったほうがいい、という結論になります。

　朝食抜きの食生活が健康に悪影響を及ぼす、という研究報告はたくさんあります。

　たとえば、アメリカ・アイオワ大学の研究によると、朝食をまったくとらない人は毎日とる人と比べ、**全死亡リスク（すべての原因による死亡率）は19％高く、心筋梗塞や脳卒中などの心血管疾患で死亡するリスクは87％も高まる**との結果が出ています。

　スペインで行われた研究でも、朝食を抜く習慣は動脈硬化を促進させる危険性があると指摘されています。

　日本でも、鳥取大学の研究で、約8万3000人の成人男女を約20年間追跡調査した結果、朝食抜きは不健康な生活習慣に関連していることが判明。朝食抜きの人たちは、朝食を食べる人たちに比べ、**男女とも全死亡リスクが1.3倍以上高まる**と報告されています。

　朝食を抜いてしまう背景には、二日酔いで食欲がわかない、夜ふかしの影響で朝ギリギリまで寝ていて朝食をとる余裕がないなど、人それぞれさまざまな理由があるでしょう。そうした朝食を気持ちよく食べられない不健康なライフスタイルも含め、朝食抜きはやっぱり健康にはよくないのです。

そして、朝食に何を食べるかも重要です。甘い菓子パンや、砂糖を多く含むシリアルはNG。全粒粉のシリアルやパン、果物、ナッツ類、良質なたんぱく質を中心とした栄養価の高い朝食をとることが大切です。

　その意味でオススメの食べ物が、バナナと納豆。バナナはスポーツ選手が試合やトレーニング前後によく食べていることからもわかるとおり、効率よくエネルギーを補給できます。ビタミンB群、カリウム、食物繊維などの栄養素も豊富。1本約86kcalと意外に低カロリーで、ごはん1膳（150ｇで252kcal）の3分の1しかありません。

　一方、納豆には良質な植物性たんぱく質が豊富。朝はバナナと納豆を食べて体をシャキッと目覚めさせ、最高のスタートダッシュを切ろう！

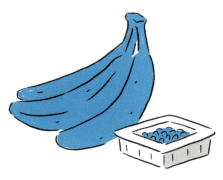

Dr.Hassie will make the world smile!

54 食事をとる時間を決めれば疲れにくくなる

　僕たち現代人にとって食事で重要なテーマは、肥満にならないようにすること。太ると体が重くて疲れやすくなり、動きのキレも悪くなる。

　重いクルマはエンジンやサスペンションに負担がかかるのと同じで、肥満は心臓や血管、骨や関節に大きな負担がかかり、体によくないのです。

　肥満は高血圧、糖尿病、脂質異常症など生活習慣病のリスクを高めるうえ、太ると今まで着ていた服が似合わなくなり、見た目も悪くなるので、気分も落ちる。ベストな体調を維持し、最高のパフォーマンスを発揮するには、肥満を予防することが肝心なのです。

　肥満を防ぐ食事法を考えるうえで大いに参考になるのが、「血糖値100理論」。血糖値は血液 1dℓ 中に含まれるブドウ糖の量を示す数値で、血液中のブドウ糖（血糖）は脳と体を動かす重要なエネルギー源となります。

　ただし、血糖値は高過ぎても低過ぎても脳と体にダメージを与え、意識障害や痙攣などを起こしてしまうため、**体には血糖値を常に 100（mg ／ dℓ）前後に維持しようと**

するしくみが備わっています。

血糖値は空腹状態が続くと下がり、食事をとると上がります。血糖値が下がり始めると、体内ではグルカゴンやコルチゾール、アドレナリンなど5種類のホルモンが必要に応じて働き、肝臓からブドウ糖の放出を促して血糖値を上げると同時に、体脂肪の分解を活性化。体がエネルギー不足にならないようにします。

一方、食事をとって血糖値が上がったとき、**血糖値を下げる働きをする唯一のホルモンが、すい臓から分泌されるインスリン。**

インスリンは、血液中の余分な糖を筋肉や肝臓に取り込ませて血糖値を下げますが、さらに糖が余っている場合は、脂肪に変換して体脂肪として蓄えます。

インスリンが働いている間は、脂肪細胞における中性脂肪の合成も活発になり、血液中の脂質も脂肪細胞に取り込まれて、どんどん脂肪に変えられていきます。

つまり、**インスリンは血糖値を下げると同時に、体脂肪の蓄積を促す「肥満ホルモン」**でもある、というわけ。食後の血糖値の上昇度合いは、食べる量と食べたものの内容によって違います。

糖質を多く含む食べ物や体内で速やかにブドウ糖に分解される食べ物をたくさんとると、食後の血糖値がドーンと跳ね上がり、インスリンがバンバン出て、体脂肪がどんど

ん増えて肥満一直線コースです。

　これを防ぐには、食後の血糖値の急上昇と、それに伴うインスリンの多量の分泌による血糖値の急降下（脂肪の蓄積）という**アップダウンの波をできるだけ小さくすることがポイント**になります。

　一度にドカ食いするよりも、何回かに分けて食事をしたほうが、トータルで見たインスリンの分泌が抑えられ、それだけ太りにくくなります。

　太りにくい食事という意味でも、朝食を抜かず朝昼晩の1日3食にしたほうが望ましいのです。

　食事の回数だけではなく、食事と食事の間隔も大事です。午前10時に朝食をとって昼12時に昼食を食べていては、意味がありません。

　血糖値が下がり切らないうちに次の食事をとることになり、一度にドカ食いするのと大差ないからです。

　今の日本の職場や学校では、お昼の12時頃に昼食をとるところが多いでしょう。

　昼食から逆算して、朝食と夕食の時間は、**それぞれ4〜5時間はあけておきたい。そう考えると、午前7〜8時頃に朝食をとり、夕食は午後6〜7時頃にとるのが理想的です。**

　とはいえ、現実問題、午後6時とか7時に夕食をとれる人は少数派かもしれません。昼食から夕食まで時間があい

てしまう場合は、おなかがすいて夕食をドカ食いしてしまうのを防ぐために、夕方に少しだけ間食をして小腹を満たしておくのもアリです。

僕が間食によく利用するのは、こんにゃくゼリー。噛みごたえがあり、低カロリーでも「食べた感」が得られるので、空腹をしのげます。

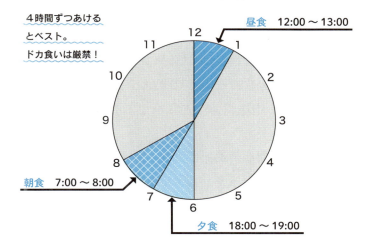

理想の食事の間隔

4時間ずつあけるとベスト。ドカ食いは厳禁！

昼食　12:00〜13:00
朝食　7:00〜8:00
夕食　18:00〜19:00

Dr.Hassie will make the world smile!

夜はキッチンと冷蔵庫周りを立ち入り禁止区域に指定せよ!

　ダイエットの鉄則は、夜遅い時間に食べないこと。自分の体験として「夜食は太る」ことを身にしみて知っている人も多いでしょう。

　同じ量と内容の食事でも、夜遅い時間にとると確実に太ります。これを実証したアメリカのジョンズ・ホプキンス大学の研究を紹介しましょう。

　この研究では、健康な20代の男女各10人のボランティアを対象に、午後6時と午後10時に夕食をとった場合で、食後の血糖値や中性脂肪などに与える影響を比較しました。

　すると、**午後10時の遅い時間に夕食をとったときは、午後6時に夕食をとったときよりも食後血糖値のピークはより高く上昇し、脂肪の燃焼も低下**することが判明。

　睡眠状態への影響は見られませんでしたが、遅い時間に夕食をとると、通常は睡眠中に減少するコルチゾールが増加することもわかりました。コルチゾールはストレスホルモンとも呼ばれ、血圧を上げたり、血液中の糖や脂肪分を増やしたりする働きがあります。

　研究チームは「1日に口にする食べ物のエネルギー量が

第5章　万病を予防する食事

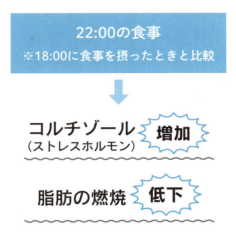

同じだとしても、食事の時間次第で体内での代謝が異なる。夕食の時間が遅いと代謝が滞り、血糖値が上がり、体重増加の原因となる物質が増えるため、食べた量以上に肥満が助長される可能性がある」と指摘しています。

　なぜ、夜遅い時間に食べると太るのか。その理由を自律神経のしくみから簡単に説明しましょう。
　自律神経は、体を活動モードに導く交感神経と、休息モードに導く副交感神経の2系統からなり、日中は交感神経の働きが高まり、夕方から夜にかけては副交感神経の働きが高まります。
　副交感神経は体を省エネモードにして、食べたものを蓄

える方向に働くため、副交感神経の働きが活発になる夜は、食べたら確実に太るのです。

食べたものの消化にかかる時間を考えると、夕食を終えてから就寝までは、少なくとも4時間はあけておきたいもの。夜12時に寝る人であれば、夕食は午後8時までに終えて、それ以降は何も食べないのが理想です。

空腹のまま寝ると、体内では寝ている間に脂肪分解ホルモンが働いて、体脂肪を分解して血糖値を安定させるので、効率よく脂肪が燃焼されるうえ、朝起きたときはおなかがすいて、おいしく朝食が食べられます。

とはいえ、夜の空腹が耐えがたいのも、夜食の誘惑に負けてしまいそうになるのも事実。夜のキッチンや冷蔵庫周りは、荒ぶる食欲の猛獣になってしまう危険区域です。

大食い系の動画や、食欲をそそるおいしそうな食べ物の映像、グルメ情報なども、夜は目にしないようにするのが賢明です。おなかがすいていなくても、他人が食べている様子や、食べ物を見たりすると、自分もつい食べたくなるのが人間の常。

夕食後に何か食べたくて仕方がないときは、コップ1杯の水か白湯、ノンカロリー・ノンカフェインのハーブティーを飲むのがオススメ。飲み物で口さびしさをまぎらわせたら、食欲が暴走モードに突入する前に、さっさと寝てしまおう。とにかく、深夜のドカ食いは厳禁!

第5章 万病を予防する食事

Dr.Hassie will make the world smile!

56 おなかの不調を招く やばい組み合わせ

便秘が続くとおなかが張って苦しいし、イライラする。下痢をすると体力が消耗し、トイレのことが心配で落ち着かない……。おなかの調子が悪いと気分も体調も損なわれます。

おなかの調子が悪い原因を、生まれ持った体質や自律神経のバランスの乱れのせいと考えている人もいますが、**実は食事で改善できる部分も大きい**のです。

健康によいと信じて積極的にとっている食べ物や、好きで頻繁にとっている嗜好品の中には、知らないうちに体調に悪影響を及ぼしているものも少なくありません。

そこで、ここではとり過ぎるとおなかの不調を招く食べ物について見ていきましょう。

仲間と飲みに出かけて、フライドポテトや唐揚げをつまみにビールをガンガン飲み、シメには背脂たっぷりのこってりラーメンをスープも残さずたいらげて帰宅。翌朝、なんだか下痢っぽい……。そんな経験はありませんか?

実は、油ものとアルコールの組み合わせは、下痢を起こしやすい最凶コンビなのです。

199

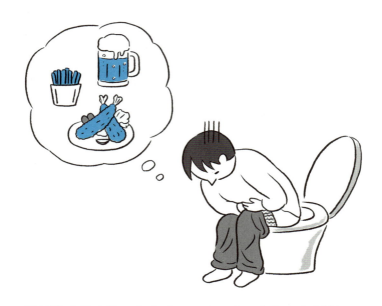

　揚げ物や炒め物、生クリームやバターを使った料理、スナック菓子、ラーメン、ハンバーグ、コンビニ弁当や惣菜などは、脂質がたっぷり含まれています。

　こうした脂肪の多い食べ物は、**糖質やたんぱく質が主体の食品に比べて消化・吸収に時間がかかります**。脂肪の多い食べ物を一度に大量にとると、十分に消化されなかった脂肪が小腸に入り腸壁を刺激して多量の腸液が分泌されます。その結果、便の中の水分が多くなり下痢になるのです。

　また、便秘の原因で多いのが、食物繊維の不足。食物繊維は胃や小腸で消化・吸収されずにそのまま大腸まで届き、便のカサを増す材料になるとともに、腸の蠕動運動を活発化させて排便を促す働きや、腸内に棲息する善玉菌のエサ

になり、腸内環境を整える働きもあります。

　食物繊維が多く含まれているのは、**野菜や果物、穀類、豆類、イモ類、きのこ類、海藻**など。食物繊維を十分にとっていないと、便秘になりやすいのです。

　ちなみに、食べ物ではありませんがタバコに含まれるニコチンも、カフェインと同じく腸を刺激して蠕動運動を促す作用があるため、下痢を悪化させます。タバコはがん、脳卒中、心筋梗塞、呼吸器疾患など多くの病気の原因になるので、健康のことを考えれば吸わないのがベストです。

　おなかの調子が悪くて悩んでいる人は、自分の食生活を振り返り、ここで挙げた食べ物をとり過ぎていないか、食物繊維が不足していないかをチェックして、食生活の改善に取り組んでみてください。

食べるときに気をつけたい食品

- ラーメン
- 揚げ物
- ハンバーグ
- コンビニ弁当
- 濃い味つけの惣菜類
- インスタント食品
- スナック菓子

脂質がたっぷり

Dr.Hassie will make the world smile!

57 肥満や生活習慣病を招く危険な飲み物

　続いて、とり過ぎると肥満や生活習慣病につながりかねない、要注意の飲み物について見ていきましょう。

　飲み物で気をつけたいのは、まず清涼飲料水。**ジュースや炭酸飲料などは、ほぼ砂糖水と同じ**です。液体になっているぶん、体内で吸収されるのが速く、飲むと血糖値がドカンと上がります。192ページの「血糖値100理論」でいうと、血糖値を急激に上げてインスリンを多量に分泌させ、体脂肪の蓄積を促すので、水代わりにガブガブ飲んでいたら、肥満まっしぐらです。

　市販の野菜ジュースや果物ジュース、お酢ドリンクなどにも、かなりの量の砂糖が入っています。野菜ジュースは健康的なイメージがありますが、市販のジュースは栄養価が期待できないと思ったほうがいいでしょう。

　というのも、野菜や果物の栄養的な価値は、食物繊維とビタミン、ミネラル、酵素などをとれることにあります。でも、野菜が切り刻まれて空気にふれると酵素やビタミンはどんどん失われていき、食物繊維はジュースの搾りかすとして取り除かれます。**ジュースに加工される過程で、大事な栄養素が失われてしまう**のです。

第5章 万病を予防する食事

　また、自分で手作りするとわかりますが、野菜を搾った
だけのジュースはくさくてまずい。それをおいしく飲める
ように、**市販のジュースは砂糖をたっぷり加えている**わけ
です。「野菜ジュースを飲めば野菜不足は解消する」と思
わないほうがいいでしょう。

　それと、牛乳は、その人の体質によっては下痢を招きま
す。牛乳には乳糖という糖が含まれており、乳糖は小腸で
ラクターゼという消化酵素によって分解されますが、この
酵素が少ないか、働きが弱い人は、**乳糖をうまく分解・吸
収できずに下痢になります。**

　これを乳糖不耐症といい、牛乳を飲むとおなかがゴロゴ
ロして下痢になる人は、乳糖不耐症と考えられます。

　このほか、人によっておなかがゆるくなったり便秘がち
になったりするのがコーヒーです。コーヒーをガブガブ飲
むと便秘が解消する人もいれば、反対にお通じが悪くなる
人もいます。

　コーヒーに含まれるカフェインには腸を収縮させ、排便
を促す働きがありますが、カフェインには同時に利尿作用
もあるため、利尿作用が強く働いて腸内の水分が失われる
と、便をやわらかくするための水分が不足して、便が出に
くくなってしまうのです。

　また、アルコールは、少量であれば胃の動きを活発にし
て消化にプラスに働きますが、飲み過ぎると腸を刺激して

腸管における水分の吸収が阻害されたり、消化酵素の分泌が低下して消化吸収が悪くなったりして、下痢を招くことに。

特にビールは、一度にたくさん飲んでしまうことが多く、**多量の水分が一気に腸へ流れ込み、腸管における水分吸収が追いつかなくなることから、下痢を起こしやすい**といわれています。

炭酸飲料やガス入りのミネラルウォーターは、ガブ飲みするとおなかが張ったり、おならが増えたりします。これは、当たり前のこと。

水分と一緒に炭酸ガス（二酸化炭素）を飲み込んでいるわけで、体内に入った炭酸ガスが、おならやげっぷの元になったり、おなかが張った感じをもたらしたりします。

腸内に入った炭酸ガスは腸を刺激して蠕動運動を活発にし、便秘を改善する効果が期待できますが、飲み過ぎると腸が過剰に刺激され、下痢や腹痛を引き起こしてしまうことも。胃腸が弱い人は、飲み過ぎに注意しましょう。

第5章　万病を予防する食事

Dr.Hassie will make the world smile!

58 医者が食べない市販の食品とは?

　前述しましたが、市販の弁当・惣菜類や、インスタント食品、スナック菓子などの加工食品は、とり過ぎに要注意です。これらの加工食品は総じて、消費者に「おいしい」と感じてもらうために脂肪分・糖分・塩分が多い濃い目の味つけになっており、見た目をよくして保存性を高めるためにさまざまな食品添加物が加えられています。

　たまに食べるぶんには問題ありませんが、加工食品を毎日の食事のメインにするような食生活を続けていては、肥満や高血圧、糖尿病、脂質異常症などの生活習慣病につながりかねません。

　では、体にいい食べ物は何かというと、**できるだけ加工されていないもの**です。生の野菜や果物、刺身、あるいは肉や魚、野菜などの食材を煮る、蒸す、焼くなどシンプルに調理した料理など。加工食品から遠ざかるほど、体と健康にとってはいい食べ物なのです。

　甘いもので唯一、オススメできるのは、**ハチミツ**です。ハチミツは「ハチの主食」で、糖分以外にたんぱく質、ビタミン、カルシウム、カリウム、鉄などのミネラルも豊富。

205

もちろん、とり過ぎると太るので、適量を上手に取り入れるといいでしょう。

体にいい食べ物とは、基本的には「味がない」もの。 たとえば、炊いただけの白米も、切っただけのキャベツも、高たんぱく低脂肪でヘルシーな鶏の胸肉やささみも、それだけだと味気なくて物足りません。

白ごはんよりもチャーハンのほうがおいしいし、パンも、ただのトーストよりもバターやジャムを塗ったほうがおいしい。

キャベツには、油と酢と塩を混ぜたドレッシングをかけて味を足したくなるし、鶏肉も唐揚げはおいしいけど、ただゆでただけではパサパサして食べ飽きてしまいます。

人間の味覚は、甘いもの、油や脂肪のコクのあるもの、塩気のあるものを「おいしい」と感じるようにできています。

おいしいものは、糖と脂肪と塩でできている、というわけです。味の濃い、こってりした「おいしいもの」ばかり食べていては、健康からは遠ざかってしまいます。

体にいい食生活をしたければ、おいしいものは控えめにし、味がないものを意識してとりましょう。「味がないもの＝まずい」というわけではありません。

慣れると食材そのものの味をおいしく感じられるようになってきます。

第5章　万病を予防する食事

Dr.Hassie will make the world smile!

59 尿が透明になるまで水を摂取すると病気になりにくい

　体に必要な量の水分をきちんと補給することは、健康と体調を維持するうえですごく大事です。

　尿には、体内の老廃物を外に出すだけでなく、**尿道に侵入した大腸菌などの病原菌を尿とともに洗い流す働き**もあります。水分を十分にとっていないと、排尿回数が減り、泌尿器が細菌に感染しやすい状態になるため、膀胱炎などの尿路感染症にかかりやすくなります。

　では、1日にどれくらいの水を飲むのが適量なのか。体が必要とする水分量は、その人の体格やそのときの運動量・発汗量、気温や湿度などの条件によって大きく異なりますが、デスクワークで運動量の少ない人であれば、**1日に1.5ℓから2ℓくらい**が1つの目安になるでしょう。

　体に水が足りているどうかがわかる、簡単なチェック方法があります。それは、尿の色を見ること。

　トイレに行く回数が1日5〜7回くらいで、水に近い透明な色の尿が出ていれば、水分は十分にとれていることになります。

　反対に、色の濃い尿が少ししか出ない場合は、水分が足

207

1日に必要な水の量

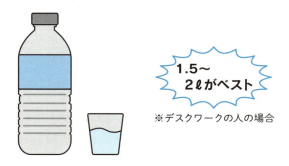

1.5〜2ℓがベスト

※デスクワークの人の場合

りていない証拠。意識してこまめに水を飲むようにしましょう。

　暑い時期以外に通用するチェック方法は、わきの間に手を入れてみること。**わきがしっとりと汗ばんでいれば、体に必要な量の水分がとれていると思ってOKです。**

　就寝中や入浴中、スポーツ時はたくさん汗をかき、水分が不足しがち。起床時と入浴後、運動中とその前後には、水を飲むことを習慣にするのがオススメです。

第5章 万病を予防する食事

Dr.Hassie will make the world smile!

60 少量のアルコールこそ 長生きの秘訣

　仁事のあとの一杯を励みに苦しいときも乗り越えられる
し、気の合う仲間と飲むお酒は心からリラックスできて楽
しい。「少量のアルコールを摂取する人は、飲まない人と
比べて全死亡リスクが低い」という研究報告もあり、お酒
は適量を楽しむぶんには健康にプラスに働くのは確かなよ
うです。

　ただし、問題はやっぱり飲み方です。まず、**寝酒は絶対
にダメ**。「寝る前に飲むとよく眠れる」というのは単なる
錯覚で、**寝る直前にアルコールを飲むと、眠りが浅くなっ
たり夜中に目が覚めたりと、確実に睡眠の質を落とします。**
寝酒が習慣になると、「飲まないと眠れない」という**依存
症につながる心配もあります。**

　口から入ったアルコールは胃から約20%、小腸から約
80%が吸収され、その大部分が肝臓で処理されます。

　肝臓に集められたアルコールは、消化酵素の働きによっ
てアセトアルデヒドという物質に分解。アセトアルデヒド
は酢酸に分解されたあと血液中に吸収され、最後は水と二
酸化炭素となって体外へ出ていきます。

　アルコールの分解過程で生じるアセトアルデヒドは毒性

209

作用のある有害物質で、肝臓の細胞を傷つけるだけでなく、悪酔いや頭痛、吐き気、動悸などの原因になります。

二日酔いのつらい症状は、このアセトアルデヒドの作用によるものです。寝酒が安眠を妨げる理由も、体内にアセトアルデヒドが残っているからです。

アルコールの分解能力は、人によって違います。遺伝的にアセトアルデヒドを分解する酵素を多く持っている人はお酒に強いですが、この酵素が遺伝的に欠けていたり活性が弱かったりする人は、お酒を飲むとすぐに顔が赤くなり、頭が痛くなったり吐いたりしてしまうのです。

アルコールに弱いという自覚がある人は、無理して飲んではいけません。ユーカリしか食べられないコアラに、これもおいしいよと言ってキャベツを渡すようなものです。

お酒に強い人も、飲み過ぎは禁物です。お酒に強いからといって、肝臓がアルコールによるダメージを受けにくいわけではありません。

肝臓は「人体の化学工場」で、体に必要なたんぱく質の合成をはじめとする栄養素の代謝と貯蔵、薬や有害物質の解毒・分解・排泄、食べ物の消化に必要な胆汁の合成・分泌など、多くの役目を担っています。

飲み過ぎで肝臓がアルコールの分解に注力しなければいけないとなると、**肝臓のほかの大事な働きが手薄になってしまう恐れがある**のです。

第5章　万病を予防する食事

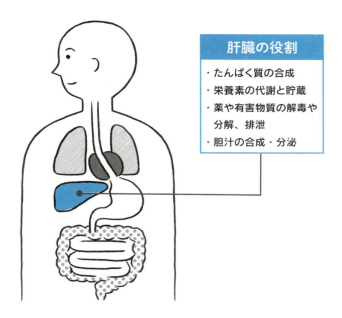

　しかも、日々の飲酒でアセトアルデヒドが肝臓に与えるダメージは着実に蓄積していき、**肝機能の低下を招きます。**何か重大な病気にかかったとき、もしくはその際に肝臓で分解される薬が必要になったときに、**肝臓が悪いと、病気に負けてしまうこともある**のです。

　大事な肝臓をいたわる意味でも、飲酒はほどほどに。アルコールの適量には個人差がありますが、一般的には、ビールなら中びん1本（500㎖）、日本酒は1合（180㎖）程度。上手にセーブしつつ、楽しくお酒を飲めるように工夫していこう！

Dr.Hassie will make the world smile!

61 元気な体をつくるなら
日本食、魚介類、緑茶!

　最後に、「結局はどういう食事をしたら体にいいの?」という疑問に答える研究成果を紹介したいと思います。

　日本の国立がん研究センターなどが中心となって進めている「多目的コホートに基づくがん予防など健康の維持・増進に役立つエビデンスの構築に関する研究」(JPHC Study) という大規模研究があります。

　これは、全国11カ所の保健所管轄区域の住民約14万人を対象とした長期追跡調査で、食生活をはじめとする生活習慣と、がんなど生活習慣病との関連について調べています。

　1955年と1998年に食事調査アンケートに回答した45〜74歳の住民約9万人を2016年まで追跡調査した結果、「日本食パターン」に当てはまる食生活を送っている人ほど、**全死亡および循環器疾患死亡・心疾患死亡のリスクが低下する**という関係が認められたのです。

　全死亡リスクが低いということは、それだけ元気で健康に長生きできた人が多かったということ。僕たち日本人には結局、**「日本食パターンの食事」が一番、体にいい食事**と言えそうです。

212

では、「日本食パターンの食事」とは、具体的にはどのようなものなのか。研究グループでは、ごはん、味噌汁、海藻、漬物、緑黄色野菜、魚介類、緑茶、牛肉・豚肉の8種類の食品それぞれの摂取量を調べています。

このうち、牛肉・豚肉の摂取量は平均よりも少なく、ほかの7種類の食品群は平均よりも多くとっているほど、日本食パターンの食事に近いと評価しました。

ごはんと味噌汁に、海藻や野菜、魚介類のおかずを食べ、緑茶を飲むのが、日本食パターンの食事ということになります。

特に死亡リスクとの関連が深かったのが、海藻、緑黄色

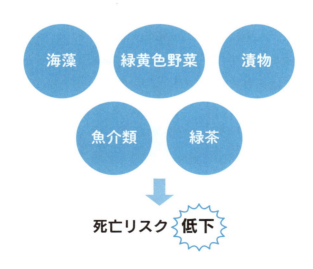

野菜、漬物、魚介類、緑茶。これらの食品を多くとっている人は、少ない人たちに比べて全死亡リスクが有意に低かったのです。現代人の食生活はかなり欧米化していますが、外食の際はラーメンやカレーよりも**和定食のメニューを選んだり、1日1回はごはんと味噌汁、魚介類をとったりする**ようにしたいところ。

ちなみに、緑茶の健康作用についても多くの研究報告があり、緑茶の渋み成分であるカテキンには**ダイエットや悪玉コレステロールの上昇抑制などさまざまな健康効果がある**とされています。

最近では、マウスの実験ですが緑茶特有のうまみ成分であるテアニンというアミノ酸に、ストレスを軽減し脳の萎縮と認知機能の低下を抑制する効果があるとの研究報告が出ています。動物実験の結果ではありますが、脳の萎縮を防ぐとはなかなかスゴい話です。日本人よ、もっとお茶を飲もうではありませんか!!

第5章まとめ　CHECKPOINT

・毎日の食事の時間を決める
・朝食にはバナナと納豆が最強
・水は尿が透明になるまで1日1.5〜2ℓ飲む

おわりに

医師として仕事をしていると、時々「何様のつもり?」と自分に突っ込みを入れたくなることがあります。

15時間以上も座りっぱなしの状態で患者さんたちに運動の重要性を説き、1日1食の状態で食事の重要性を説き、当直明けの寝ぼけ眼で睡眠の重要性を説く……。僕の本当の姿を知ったら、「まず自分が実践してから言ってくださいよ!」と患者さんから非難ごうごうでしょう。

本書ではさまざまな健康法を紹介しましたが、それらの最後にはすべて「〜という可能性がある」という言葉が隠されています。「○○というデータがある。よって、健康によい可能性がある」というように。

環境、性別、年齢、遺伝子など、ひとくちに人間といっても、1人ひとりの人間の身体は千差万別です。100%の人に効く薬がないのと同じく、100%全員に効果のある健康法など存在しません。

それを偉そうに、まるで「万人に効果がある健康法」があるかのように、本書という形でまとめさせていただきました。

そして「万人に効果のある健康法」を期待してご購入してくださった方に、心の底からお詫び申し上げます。ごめんなさい。

これまでの病歴や現在の健康状態、生活の様子もある程度把握している患者さんに健康面でのアドバイスをするのも本来は難しいのに、実際お会いしていない読者のみなさんに「どうすれば最高の体調を実現できるのか」を説くのは、すごく難しいことです。

　でも、その困難な課題に取り組む中で、僕自身には多くの発見がありました。あとがきに代えて、本書の執筆中にあった「気づき」を2つだけ共有させていただきたいと思います。

　1つ目は「トンデモ情報に気をつけろ！」ということ。インターネット上にはさまざまな健康情報があふれていますが、ソースや執筆者が不明なものが非常に多いです。

　今回、執筆にあたって、どのようなニーズがあるのかを知るために改めてインターネット上をサーフィンしたところ、あまりに「トンデモ情報」が多過ぎて愕然としました。「めまいは眼をグリグリすれば治る、と眼科の主治医の先生が言っていた気がする」という謎の記述（奇術!?）から、「息を止めたときの苦しさで、肺炎かどうかわかる」という、誰でもわかるような突っ込みどころ満載の情報まで（息を止めれば誰でも苦しい）。

　確かにインターネット上には多くの情報がありますが、その信頼性は保証されていません。

誰の発言なのか（医学や健康の研究者や専門家なのか聞きかじりの門外漢なのか）。「○○が健康にいい」というエビデンス（医学的根拠）は何なのか。

　どのような調査や研究に基づいてどのような考察の結果、そう言えるのかを自分でしっかり吟味したうえで、その真偽を判断する必要があります。

　特に「健康」や「病気」に関する情報は、一生を左右することになりかねないので、注意してほしいと思います。

　そして、本書の執筆中に発見したことの２つ目は、「やはり医学は難しい」ということ。

　僕が最初に医学に興味を持ったきっかけは「家族が病気になったから」という理由ではなく、「たくさんの人を救いたい」という大層な志からでもなく、「はじめに」でも書いたとおり、とある女の子の存在でした。「医学部に入ったら考えてあげるよ」という悪魔の一声が、私を医学の世界に導いたのです。

　不純なモチベーションではありますが、皮肉なことに医学部ではすごく役に立ちました。どんなにつらいことがあっても、どんなに疲れていても、雨にも負けず風にも負けず、寝る間も惜しんでがむしゃらに勉強を続けることができました。

　どれくらいがむしゃらだったかというと……そう、あまりに医学の勉強に夢中になり、気づけば彼女と破局してい

たほど。

あのとき、僕は完全に医学にのめりこんでいました。なぜ人は悩むのか。どうして人は思うのか。どうしたら失恋のつらさを忘れられるのか。

あのときはすべてが謎に包まれていました。でも楽しかった。人体のしくみや病気のメカニズムについて調べる楽しさ、新しい知識や知見に出合う喜び、考えるおもしろさ、疑問が解決できないときのくやしさ……。執筆中、僕は医学生時代の自分に戻っていました。純粋に医学を楽しんでいたあのときに。

人間の体。それは自分にとって一番身近でありながら、まだまだわからないことだらけで、あまりに謎の多い存在です。

だからこそ、人体の謎に挑戦していく医学はおもしろい。それを再確認できたことが、本書を執筆して本当に良かったと確信している理由です。

元気MAXを実現するための考察を通じて、本書を購入してくださったみなさんと「医学のおもしろさ」を存分に共有できたのではないかと思います。

最後に、お声がけくださったKADOKAWAの杉山 悠様、出版に際してご助言いただいた菊原智明様、中西晃久様、波多 晋様、すべてを許してくれた当社の全従業員と関係

者様、当クリニックの患者様と施設の職員様、恩師である医療法人社団洪庵会の吉原一成先生、服部佳広先生、そして出版を応援してくださったYouTubeのすべてのフォロワー様に。心より、心より感謝申し上げます。

　2021年4月　ドクターハッシー（内科医 橋本将吉）

PROFILE

橋本将吉（はしもと・まさよし）

東京むさしのクリニック院長（内科・総合診療医）
株式会社リーフェ代表取締役

1986年生まれ。杏林大学医学部医学科卒。大学在学中の
2011年に株式会社リーフェを設立、「医学生道場」という医学
生に特化した個別指導塾を立ち上げ、医学教育に注力している。
一方、現役の内科・総合診療医として訪問診療を行う傍ら、健康
リテラシーの底上げのため、YouTuberとして病気や症状の原因
や治療法、健康法やダイエット法などの情報を日々発信中。

参考リンク・文献

第 1 章　免疫力を下げず、病気を撃退する

- http://kenju-jp.com/nsystem/
- https://journals.sagepub.com/doi/full/10.1177/1474515120926068?url_ver=Z39.88-2003&rfr_id=ori%3Arid%3Acrossref.org&rfr_dat=cr_pub%3Dpubmed
- https://www.mdpi.com/resolver?pii=ijerph17113883
- https://linkinghub.elsevier.com/retrieve/pii/S1440-2440(16)00006-2
- Psychology of Sport and Exercise（1991 年 9 月号）
- Nash TR, et al. NPJ Aging Mech Dis. 2019; 5: 8.
- http://blue-light.biz/about_bluelight/
- http://www.jikei.ac.jp/hospital/kashiwa/sinryo/40_02w7.html

第2章　疲れを取り去り、睡眠の質を向上させる

- https://www.sciencedirect.com/science/article/abs/pii/S1389945720303658?via%3Dihub
- 「Crew Factors in Flight Operations 9: Effects of Planned Cockpit Rest on Crew Performance and Alertness in Long-Haul Operations」
- https://ntrs.nasa.gov/archive/nasa/casi.ntrs.nasa.gov/19950006379.pdf
- https://publichealth.med.hokudai.ac.jp/jacc/reports/tamaa1/index.html
- https://www.otsuka.co.jp/suimin/column02.html
- Journal of the American Heart Association （2021 年 2 月 17 日オンライン版）
- JAMA Neurology（2020 年 7 月 6 日オンライン版）
- JAMA Internal Medicine（2019 年 6 月 10 日オンライン版）
- https://president.jp/articles/-/30502?page=3

- https://www.tandfonline.com/doi/abs/10.1080/07420528.2017.1324878?journalCode=icbi20
- https://www.sekisui.co.jp/news/2015/__icsFiles/afieldfile/2015/10/21/151021.pdf
- The New England Journal of Medicine（2020 年 7 月 23 日オンライン版）
- European Journal of Nutrition　（2019 年 11 月 15 日号オンライン版）
- Public Health Nutrition　（2019 年 5 月 20 日号オンライン版）
- The American Journal of Clinical Nutrition（2019 年 12 月 31 日オンライン版）
- Scientific Reports（2019 年 6 月 24 日オンライン版）
- https://www.carenet.com/news/general/hdn/49013
- 米国消化器病学会（ACG 2019、10 月 25 ～ 30 日、米サンアントニオ）発表
- 厚生労働省『平成 27 年 国民健康・栄養調査』

第 3 章　ストレスから解放され、活力がみなぎる

- https://www.tandfonline.com/doi/full/10.1080/13607863.2020.1734915
- The BMJ（2019 年 12 月 21 日号）
- Journal of Environmental Psychology　（6 月号オンライン版）
- http://tokuteikenshin-hokensidou.jp/news/2020/009304.php
- https://www.sciencedirect.com/science/article/pii/S0272494419304001
- 理化学研究所計算工学応用開発ユニット（ISC）宮崎敦子氏
  Miyazaki A, et al. Front Aging Neurosci. 2020 Jul 2.
- Regional Anesthesia and Pain Medicine（2019 年 7 月 18 日オンライン版）
- https://rapm.bmj.com/content/44/8/796.long
- Journal of the American Heart Association（2020 年 3 月 9 日オンライン版）
- 全国環境研協議会 騒音小委員会『騒音の目安』
- Astell-Burt T, et al. JAMA Netw Open. 2019 Jul 26.
- PLoS One 誌（2016 年 3 月 24 日号）

■ Nash TR, et al. NPJ Aging Mech Dis. 2019; 5: 8.

第4章　乱れがちな自律神経を整える

■ The BMJ（2020 年 3 月 18 日号）
■ Riehm KE, et al. JAMA Psychiatry. 2019 Sep 11. [Epub ahead of print]
■ Journal of Epidemiology（2019 年 4 月 6 日オンライン版）
■ https://kamukoto.jp/
■ Journal of oral rehabilitation（2016 年 4 月 15 日号オンライン版）
■ ソーシャル・サイエンス＆メディスン（2016 年 9 月号）
■ https://ddnavi.com/interview/508764/a/
■ https://news.livedoor.com/article/detail/15464349/
■ Latorre-Roman PA, et al. Psychogeriatrics. 2014 Dec 16.
■ Laukkanen T, et al. Age Ageing. 2016 Dec 7. [Epub ahead of print]

第5章　万病を予防する食事

■ Journal of the American College of Cardiology（2019 年 4 月 22 日オンライン版）
■ Yonago acta medica（2016 年 3 月号）
■ Journal of the American College of Cardiology（2017 年 10 月 10 日号）
■ https://www.carenet.com/news/general/carenet/2865
■ The BMJ（2020 年 1 月 29 日オンライン版）
■ JAMA Internal Medicine（2020 年 7 月 13 日オンライン版）
■ Journal of Health, Population, and Nutrition（2019 年 12 月 3 日号）
■ The Journal of Clinical Endocrinology & Metabolism（2020 年 6 月 11 日オンライン版）
■ https://www.e-healthnet.mhlw.go.jp/information/alcohol/a-03-001.html

心と体のあらゆる不具合を最先端医学でみるみる解決

ドクターハッシー流
すぐ元気MAXになれる61の科学的法則

2021年4月30日　初版発行

著　者　　橋本将吉

発行者　　青柳 昌行

発　行　　株式会社KADOKAWA
　　　　　〒102-8177　東京都千代田区富士見2-13-3
　　　　　電話0570-002-301(ナビダイヤル)

印刷所　　凸版印刷株式会社

本書の無断複製(コピー、スキャン、デジタル化等)並びに無断複製物の譲渡及び配信は、著作権法上
での例外を除き禁じられています。また、本書を代行業者などの第三者に依頼して複製する行為は、
たとえ個人や家庭内での利用であっても一切認められておりません。

●お問い合わせ
https://www.kadokawa.co.jp/　(「お問い合わせ」へお進みください)
※内容によっては、お答えできない場合があります。
※サポートは日本国内のみとさせていただきます。
※Japanese text only

定価はカバーに表示してあります。

©Masayoshi Hashimoto 2021 Printed in Japan
ISBN 978-4-04-605125-7　C0030